整う力

ちょっとしたことだけど効果的な78の習慣

順天堂大学医学部教授
小林弘幸

興陽館

はじめに

体調、メンタル、身のまわり、人間関係、自分らしさ、1日が整う78の習慣。

2019年に発生した新型コロナウイルス感染症は、わたしたちをパニックに陥れました。緊急事態宣言、外出自粛にリモートワークと、これまで経験したことのないきびしい環境下におかれ、わたしたちの心と体はいまなお、悲鳴をあげています。

昨今、不調を訴えない人はいません。孤独に引きこもった生活を強いられるということは、人間にとって著しいストレスになるのです。ストレスは心をむしばみ、健康をうばう。これはまずい。生きていくうえで一番避けたいことです。

これまでの感染症にはワクチンが効果的でした。人間には、多くの感染症にうち勝ってきた歴史があります。しかし、今回の新型コロナウイルスの抗体はあまりウイルスの撃退に寄与せず、数ヶ月〜半年で効果が弱まってしまう。抗体をつくるワクチンでは感染予防が困難なのです。

そこで、大切になってくるのが自分自身の力。本来もっている健康を維持する力を上げることなのです。健康とはひと言でいうと「自律神経系」の機能が整うという状態のことです。朝から元気いっぱいで、大事な場面でも緊張せずに堂々と結果を出せる。ふつうの人が困難に感じていることでも軽々と乗りこえられる。多くの友人に囲まれ、異性からも愛される。そんな輝いている人は、ひとえに自律神経の機能が整っているのです。

この自律神経は、食生活のみだれや睡眠、運動不足などの生活習慣、ストレスによって、簡単におかしくなってしまいます。過度なストレスにさらされ生活サイクルがみだれると、ふと将来が不安になって気持ちがふさいでしまうものです。忙しく現代社会を生きるわたしたちは、つねに自律神経をみだす要素に囲まれて生きています。そもそも自律神経は、みだれがちなのです。くわえて今回のコロナです。これでは、誰もがおかしくなって当然。不調はあなたのせいではありません。

自律神経は、わたしたちの生命活動を、24時間365日支えつづけています。自律神経は交感神経と副交感神経から構成され、内臓器官のすべて、とくに血流をコントロールしている神経です。わたしは、健康とは「細胞の一つひとつに良質の血液を行きわたらせること」にあると考えているので、この神経が至極重要なものになってくるのです。

心臓を動かしているのも、自然に呼吸させてくれているのも、自律神経のコントロールのおかげです。

交感神経の中枢は脊髄に、副交感神経の中枢は脳幹と仙髄にあります。ここから体のすみずみまで張りめぐらされているのが自律神経です。まさに、わたしたちの生命活動の根幹を支えている命の源といえるでしょう。つまり、この自律神経のバランスが整っているということは、生命活動のバランスが整っているということになります。

自律神経の機能が整うと、たんに健康になるだけでなく、集中力を向上させ、感情をコントロールする能力が高まることも、欧米の教育機関での大規模な実験であきらかになってきています。この自律神経機能が整うことが「社会で成功するカギ」だと断言する医学者もいるほどです。

「体の問題」で悩んでいる人をひとりでも減らすのが医師の責務です。失敗の許されないなか、自分自身も、いかにして最高のパフォーマンスを出すことができるか。誰もがいきいきと過ごせる毎日にしたい。そう日夜考え、たどりついたのが自律神経の機能です。以来、自律神経の機能を専門的に研究しています。

わたしは、いまでこそ健康習慣の大切さを説いていますが、40代のころは毎日カップラーメン、365日働きづめでした。その不摂生が祟り、50代で急性喉頭蓋炎という大病を患うことに。それを機に健康管理を徹底して、自律神経が整うように心がけています。すると、あれほどひどかった花粉症はピタッとなおり、病気知らずの日々を送ることができています。

疲れや不調、ストレスにも、体の声に耳をかたむけるのではなく、頭や薬でなんとかしようとしがちです。でも、それでは根本的な解決になりません。自分の体、つまり自律神経がどういう状態かを知ることが、不調をやわらげ健康になる近道なのです。

本書では、簡単に自律神経が整う方法を78項目紹介しています。体調、メンタル、身のまわり、人間関係、自分らしさ、あなたの1日が整う習慣です。

読みかたは自由です。ぱっと開いたページに書かれていることを実践してもいいでしょう。もちろん、最初から最後までじっくりと読んで自律神経が整う方法を学ぶこともおすすめします。

どれもちょっとしたことです。なんの準備もいりません。すぐに行動にうつせることばかりです。まずは、本書で紹介している自律神経が整う方法を試してみてください。みなさんの心も体もおどろくほど変わることが実感できるはずです。

自律神経が整うと、呼吸は深くなり、動作はゆったりと優雅になり、不安は解消されていきます。そして、ストレスや病気に負けない強い心と健康な体に変わっていくのです。

自律神経が整う方法は、習慣化してしまうことで、最大限パワーが発揮されます。習慣は大いなる力をもっています。習慣が変わると行動が変わります。そして、行動が変わると人生が変わっていくのです。

整う方法をひとつでも身につければ、みなさんの人生はよいほうへと変わります。

自律神経が整い、健康な体を手に入れたみなさんは、これまで以上に輝いて過ごせることでしょう。

本書が、みなさんのベストパフォーマンスを引きだす手助けになれば、わたしはとてもうれしく思います。

２０２３年５月　順天堂大学医学部教授　小林弘幸

整う力

ちょっとしたことだけど効果的な78の習慣

目次

4章 体調が整う―― 121

1章　ゆっくりで整う

1　ゆっくり動くと人生が変わる。

自律神経とは、ひと言でいえば、「わたしたちの生命活動を24時間365日休みなく支えつづけてくれているもの」です。わたしたちが眠っているときでも心臓はちゃんと動いているように、人間の内臓や血管というのは、特別に意識しなくても自律的に働いてくれています。それは、この自律神経の働きのおかげなのです。

自律神経は、体を活発化させる交感神経とリラックスさせる副交感神経というふたつの機能をもつ神経です。

人間にとって理想的なのは、体内の交感神経と副交感神経がともに高いレベルで活動し、なおかつ両方のバランスがとれている状態をいいます。

簡単にいうと、交感神経が体を支配すると体はアクティブな状態になり、副交感神経が支配すると体はリラックスした状態になります。人の体は、活動的な日中はおもに交感神経が支配し、リラックスする夜間はおもに副交感神経が支配しています。このように相反するふたつの自律神経が、交互にバランスよく体を支配することで正常な身体機能が保たれているのです。

自分の心と体をもっともよい状態で働かせ、人生のすべてをうまくいかせようとするならば、「交感神経と副交感神経の両方を高いレベルで安定させる＝自律神経のバランスを整える」ことが、なにより大切なのです。

このバランスがみだれると、体調を崩しやすくなったり、実際に崩したりしてしまいます。逆にいうと、このふたつの神経が、バランスよく安定している状態が「もっとも体調がよい」と感じるときです。その状態のときに、人間は高いパフォーマンスを発揮できるのです。

では、どうすればバランスの整った理想的な状態を保てるのでしょうか。

それは本当にシンプルで、老若男女、誰もがいつでもどこでも、今日からすぐにできることばかりです。「ゆっくり」を意識する。その意識ひとつで、時間もお金もかけずに、いまこの瞬間から、よりよい自分に、人生にシフトチェンジできる。『「ゆっくり」を意識すれば、人生はすべてうまくいく!」』なのです。

では、なぜ「ゆっくり」を意識することが、それほど自律神経のバランスにとって重要なことなのでしょうか。それは、さまざまな動作を「ゆっくり」おこなうようにすると、「呼吸」が自然とゆっくり深いものに変わるからです。自律神経のバランスを整えるうえでは、「呼吸」というものがきわめて重要なポイントとなってきます。なぜなら、自律神経のバランスと呼吸はまさにダイレクトにつながっているからです。

浅く速い呼吸は、交感神経の働きを高めます。すると、瞬間的なやる気やアグレッシブな気分は高まりますが、それが長く続くと、血管が収縮し、血流が悪くなり、結果、心も体もいいパフォーマンスができにくくなります。逆に、ゆっくり深い呼吸は、副交感神経の働きを高めてくれます。すると、それまで収縮していた血管がゆるみ、質のよい血液が、体のすみずみまで流れるようになります。すると、心も体もいきいきとよみがえり、継続的に自分のパフォーマンスもよくすることができるのです。

もしもストレスや加齢によって自律神経のバランスがみだれ、それによって心身に不調が出てしまっているとするならば、なによりも、「ゆっくり深い呼吸」が欠かせないということなのです。

健康増進のために「ゆっくり深い呼吸」が大事というのは、いまや目新しい話ではないかもしれません。実際、腹式呼吸や丹田呼吸法など、「呼吸法」に関する情報がちまたにはあふれています。「ゆっくり深い呼吸が大切なのはわかった。でも、べつに動作を『ゆっくり』にしなくても、呼吸自体を『ゆっくり』にすればそれでいいのでは？」と思われたかたもいるでしょう。

しかし、腹式呼吸や丹田呼吸法を実践できている人というのは、非常に少ないのではないでしょうか。また、人間の体というのは微妙なもので、「呼吸をこうしなければいけない」と意識した瞬間に、それ自体がストレスとなって、かえって自律神経のバランスがみだれてしまうことが多いのです。つまり、わたしたちに必要なのは、「とくに呼吸を意識しなくても、いつのまにか呼吸がゆっくり深くなっているような方法」です。そして、そのために誰もがいつでもどこでも手軽に実践できる最高の方法が、「ゆっくり動く」なのです。

つまり、さまざまな動作を「ゆっくり」おこなう→「自然と」呼吸がゆっくり深くなる→副交感神経の働きが高まり、自律神経のバランスが整う→血流がよくなり、体のすみずみにまで質のよい血液が流れる→健康になる。これこそがじつは、先ほどのたねあかし。「ゆっくり動くと自律神経のバランスがよくなる」医学的なメカニズムなのです。

2 ゆっくり丁寧に話す。

では「ゆっくり」を実践していくうえでは、まずどの動きからはじめるのがいいのでしょうか。わたしのイチオシは「ゆっくり話す」ことです。「話す」はゆっくりおこなうことによって得られるメリットがとくに大きいからです。

なにをかくそう、わたし自身がそのプラス効果を日々実感しています。もともとわたしは「超」がつくほどの早口人間でした。それが、ある人物との出会いをきっかけに、意識的に「ゆっくり話す」ようになりました。すると、自分自身の体調や精神状態にも、周囲との関係においても、「いいこと」が立てつづけに起こるようになったのです。

わたしに「ゆっくり話す」ことの大切さを教えてくれたのは、いま自律神経研究チームの一員として活躍してくれている雪下岳彦先生です。彼は順天堂大学医学部の6年生のとき、ラグビーの試合中に頸椎骨折の大ケガをしてしまい、文を書くにもパソコンのキーボードを1字ずつ口を使って打ちこんでいかなければならなくなってしまいました。常人であれば、すぐに絶望して挫折してもおかしくない過酷な状況です。けれども、彼はけっしてあきらめず、超人的な努力を続けました。わたしがなによりおどろいたのは、彼がひと言の愚痴もいわず、弱音も吐かず、誰に対してもつねに優しいほほ笑みを浮かべていることでした。

「自分は五体満足なのに、いったいなにをやっているんだ……」。そんな彼の姿を見ていて、あるとき、わたしは自分が心底恥ずかしくなりました。と同時に、「どうしたら彼のように、自分の感情をうまくコントロールできるようになるのだろうか」と考えるようになったのです。そして、しばらく雪下先生を観察していて気づいたのが、彼の穏やかな笑顔と話しかたでした。どんなときも、穏やかにほほ笑み、ゆっくり話す――。そのことが、奇跡的な「心の余裕」を彼にもたらし、感情のコントロールを可能にしている最大の要因なのではないか。そう思ったわたしは、雪下先生にならって、「ゆっくり話す」を心がけることにしてみたのです。

もともと早口で短気な性格ですから、最初はなかなかうまくいきません。しかし、イライラしてつい怒鳴りそうになったとき、心のなかで「いけない、ゆっくり、ゆっくり」と自らに言いきかせるようにしました。そうしたところ、自分でもおどろくくらい、物ごとがスムーズに運ぶようになっていったのです。こうしてわたしは「ゆっくり話す」ことこそが、自分の感情をコントロール、ひいてはさまざまな物ごとをスムーズにうまくいかせるコツだ、という確信を得たのでした。

実際に、ゆっくり話すと、自然と呼吸がゆっくりになります。ゆっくりとした深い呼吸はなにより副交感神経の働きを高めてくれるので、自律神経のバランスも整います。すると、細胞のすみずみにまでいい血液が流れるようになり、結果的に心身の最高のパフォーマンスが引きだされるのです。

ここでポイントとなるのは、ゆっくり話すようにすると、呼吸が「自然と」ゆっくりになる、というところです。呼吸そのものを意識しすぎると緊張してしまい、かえって交感神経が上がってしまいかねません。最高のパフォーマンスを引きだす理想的な呼吸とは、あくまで「自然に」ゆっくり呼吸になること。そして、そのために誰もがいつでもどこでも容易にできる方法のひとつが、「ゆっくり話すこと」なのです。

「ゆっくり話す」ようにするにはどうすればいいか。究極のコツは、だまっていることです。会食でも、会議でも、とにかく「自分から口火を切らない」「聞かれたら話す」を基本スタンスにすることです。

「泰然自若」という言葉がありますが、ふだんはだまっていて、本当に大切なときには、ポイントをついた言葉をゆっくり話す。それが「いま」求められている人物像だとわたしは思います。

3　ゆっくりよく噛んで食べる。

むかしの人が「ゆっくり、よく噛んで食べなさい」といっていたのは、自律神経的にもまったく正しいことです。ゆっくり、よく噛んで食べると、まずは表情筋がやわらかくゆるんでくれ、副交感神経の働きが高まります。さらに、食べものをゆっくり噛む、その咀嚼のリズムも副交感神経の働きを高めてくれます。噛む動作はウォーキングと同じくらいのメリットがあるのです。

近年、さまざまな美容法でも、「よく噛んで食べる」ことが美しく痩せるコツだと強調しています。たとえばアーティストのマドンナが愛好していることで知られるマクロビオティックという食事法でも、「よく噛む」ことを非常に重視しているそうです。

腸は第二の脳といわれますが、わたしは、健康という観点からみて、第一といえるほど重要な器官だと考えています。副交感神経の働きが高まると腸の働きも高まりますので、腸も元気に健康になります。もちろん、便秘も改善します。ゆっくり、よく噛むことで、表情は優しく柔和になり、自律神経が安定し、整った状態になる。自律神経が整うと、心まで楽しく安らかになって、いわゆるストレスからくるドカ食いも防いでくれます。

また、ゆっくり食べることは、太りにくい体に変える効果もあります。腸の働きが高まると、必要な栄養素は取りいれ、不要なものは出す、つまり消化吸収の機能が高まります。そうすると、質のよい血液が肝臓にいくようになりますので、肝臓の機能が高まり、代謝も高まります。つまり、ゆっくり食べることは、腸を元気にするだけでなく、美容と健康にも欠かせないことなのです。

ぜひこれからは、食事も、「ゆっくり、楽しく食べる」を意識していただければと思います。

4 「早く、早く」は絶対禁物。

小さい子どもがいると、よくないとは思いつつも、ついつい「早く、早く」という言葉が口癖のようになってしまう――。そういうお母さんがたのお悩みもよく耳にします。じつは多くの場合、「早く、早く」といわれている子どものほうは、もうすでに十分焦っているのです。でも、おそらく自律神経のバランスがみだれているせいで自分の力を発揮できず、早く動きたくても動けないのです。

わたしが留学していたイギリスでは、子どもに「ハリー・アップ（＝急いで！）」ともいいますが、それと同時に「テイク・ユア・タイム（＝自分のペースを大事にね）」「ドント・ラッシュ（＝あわてないでゆっくり）」ということも多いです。つまり、「急いで」といったあとに、「でも、自分のペースでゆっくりね」と付けたすことで、焦ってみだれてしまった子どもの自律神経のバランスを安定させているわけです。いつも「早く、早く」と急かしてばかりいるのは、人間の能力を引きだすためには往々にして逆効果になります。小さなお子さんがいるかたはとくに、それを心のどこかにとめて、「ゆっくり」を意識していただくことを、わたしはおすすめしたいのです。

「テイク・ユア・タイム」と「ドント・ラッシュ」は、じつはわたしがイギリス留学時代の恩師たちからよくかけてもらっていた言葉です。とにかく1日でも早く、イギリスでの仕事に慣れなければならない。そんなふうに思いつめて、つねにバタバタ焦っていたわたしに、恩師たちは、ゆっくり、おだやかな口調で、「テイク・ユア・タイム」「ドント・ラッシュ」というふたつの言葉を、ことあるごとにかけてくれました。そうすると、「早く、早く」と焦っていた気持ちが、一瞬でほっとする――。それはまさに、プレッシャーとストレスでギリギリまで追いつめられていた当時のわたしを救ってくれた魔法の言葉でした。わたしが、眠る時間もないほどの激務を乗りこえ、無事に5年間のイギリス留学を終えることができたのも、そのふたつの言葉があったからこそだと思います。

自律神経を研究するようになって、このふたつの言葉がいかに人の自律神経のバランスを安定させる金言であるかということがわかりました。そしていま、仕事の遅い部下や学生たちに、つい「早く、早く」といいそうになるとき、恩師たちのあのおだやかな口調を思いだし、反省するのです。

あなたのゆっくりとした振るまいが悪い流れを断ちきります。その場の空気が落ちつき、あなたのみならず、まわりの人の力も引きだせるのです。

自分のペースを大切に、あわてないでゆっくりいきましょう。「早く、早く」は禁物です。

5　きれいな血液を流す。

わたしたち医師はよく、「真の健康とは、なんですか？」ときかれます。その質問に対してわたしはいつも「細胞のすみずみにまで、質のよいきれいな血液を流すことです」とお答えします。なぜなら、細胞のすみずみにまで質のよいきれいな血液が流れるようになれば、すべての臓器の機能がよくなるからです。そうなると、当然、体調はよくなります。

血流が悪くなると、体温が下がり、全身の新陳代謝がとどこおって免疫力が低下していきます。つまり、肩こりや不眠などを引きおこすだけでなく、体が疲れやすくなって風邪やアレルギーが発症しやすくなってしまうのです。健康を維持するためになにもよりも冷えない体になりましょう。そこで重要になってくるのが、やはり自律神経のバランスを整えて血流をよくすることなのです。

自律神経のバランスがよい状態では、交感神経が血管を収縮させ、副交感神経が血管を弛緩させるということがちょうど交互におこなわれています。そのため、収縮と弛緩がリズミカルに繰りかえされ、血流がスムーズになるのです。この血流がよくなるというのが大きなポイントです。わたしたちの体は約37兆個の細胞の集合体です。その細胞がきちんと機能するためには、酸素と栄養が必要不可欠となります。血流がよくなれば、その酸素や栄養を体のすみずみまで行きわたらせることができる。逆に、自律神経がみだれて血流が低下してしまうと、末梢の細胞や神経に酸素や栄養が行きわたらなくなってしまうのです。

細胞とは、筋肉のことだけを指しているのではありません。わたしたちが、毎日のように酷使している脳もそのひとつです。自律神経が整い、血流がよくなると、脳に酸素と栄養が行きわたり活性化することになります。結果として、発想力、判断力が高まり、脳がその能力を十分に発揮することができるのです。脳の血流も、体の血流も、基本は同じです。日常のなかで、血流を意識してみましょう。意識すると行動が変わります。自律神経をみだすことをしたくなくなるはずです。極端にいうと、1秒後、10秒後に血流がよくなることをしたくなってくるのです。

たとえば、姿勢をよくする。それだけで大きくちがいます。ずっと背中を丸めていたら、呼吸が浅くなり、自律神経はみだれてしまう。そうすると、血流が悪くなり、能率がとたんに悪くなってしまうのです。脳を活性化するのは血流です。これからは、血流をよくすることだけを考え、意識して血流を上げることをしたほうがいいでしょう。

それには、少し工夫して体を動かしたいところです。たとえば、目が覚めたら、布団の上であおむけになり、両ひざをくっつけたまま軽く曲げ、それをゆっくり左右交互にたおしながら体をひねる。時間は3〜5分間程度。それだけで起きる準備ができ、スムーズに起床できるようになります。

通勤やプレゼン会場へ向かうときも、血流をよくするためできるだけ車を使わず電車で移動しましょう。電車のなかではけっして座らない。立っていることが運動になり、血流が上がります。それから、3階程度までならエレベーターやエスカレーターは使わないようにしませんか。階段を使うことで運動になります。これだけで全然ちがうと実感できるはずです。

ウォーキングすることもおすすめです。わたしたちの血流は加齢によってどんどん低下します。しかし、それは1日30分程度の有酸素運動によって改善することができるのです。

脳をリラックスさせてアルファ波という脳波を出させると血流が30%もアップするという研究結果があります。そういった意味でも、自然を感じながらできるウォーキングは最適なのです。

6　胸式呼吸と深呼吸を使いわける。

自律神経のバランスを整えるうえでは、「呼吸」というものがきわめて重要なポイントとなってきます。

胸式呼吸という名称になじみがない人もいると思いますが、簡単にいえば「浅く速く」呼吸することです。

わたしたちの肺は胸腔という空間内にあり、その胸腔に静脈の血流量をコントロールする「圧受容体」というセンサーシステムがあります。吐く息が短くなったとき、このセンサーにかかる圧力が弱まって血流量が抑制され、交感神経が活発になります。つまり、短い呼吸を繰りかえすと、日中どんなときでも「やる気」を上げることができるというわけです。

深呼吸はその逆です。交感神経の働きが上がりすぎると、やる気が逆にイライラへと変わってしまうので、そんなときは深呼吸をしてリラックスを。圧受容体へ圧力がかかって静脈の血流量が増加し、副交感神経が活性化されます。自律神経はなによりもバランスが大切。そのときの体調にあわせて無理をしない程度に、胸式呼吸と深呼吸を使いわけて「やる気」をコントロールしてみてください。

呼吸には、正しい姿勢も大切です。理想的な姿勢は、背筋を伸ばし、肩の力を抜き、頭の中心がまっすぐ空につながっているような意識で首を伸ばす。こういった姿勢です。背筋を伸ばすことで気道が開き、酸素量が増えるので血流がよくなります。デスクワークのときなど、つい楽な姿勢をとってしまいがちになりますが、バランスを整えるためには、意識して背筋を伸ばすほうがいいでしょう。

余裕がなく時間に追われているときほど、適度に休息をとり、深呼吸やストレッチなどをしたほうがいいです。体を動かすことで血流がよくなり、頭がクリアになります。結果、1日の効率がぐっとよくなります。

なぜなら、自律神経のバランスと呼吸はまさにダイレクトにつながっているからです。浅く速い呼吸は、交感神経の働きを高めます。すると、瞬間的なやる気やアグレッシブな気分は高まりますが、それが長く続くと、血管が収縮し、血流が悪くなり、結果、心も体もいいパフォーマンスができにくくなります。逆に、ゆっくり深い呼吸は、副交感神経の働きを高めてくれます。すると、それまで収縮していた血管がゆるみ、質のよい血液が、体のすみずみまで流れるようになります。さらに、心も体もいきいきと呼吸ひとつで、やる気とリラックスを自在にあやつれます。

7　上を向いて、気道をストレートに。

うつむいて背中を丸めた姿勢をとると、途端に気道が狭くなります。すると、呼吸が浅くなり、自律神経のバランスはますますみだれて悪くなってしまう。さらに副交感神経の働きが下がるので、免疫をつかさどるリンパ球のなかのナチュラルキラーセルもどんどん減り、結果、気分が落ちこむだけでなく、風邪をひいたり、体調まで崩してしまうからです。

調子の悪いときほど、上を向きましょう。上を向くと、気道がストレートになり、呼吸がゆっくり深くなります。気道が広がると、自律神経が整い、心も体もすっきり落ちついた方向に向かってくれるのです。「上を向いて歩こう、涙がこぼれないように」。わたしの一番好きな歌、いまも世界中で愛されている『上を向いて歩こう』という歌は、自律神経的にみても、本当にすばらしい真理を歌っている名曲といえます。

とはいえ、本当に落ちこんでつらいとき、すぐに「胸をはって上を向いて元気に歩きだす」というのは、なかなか難しいと思います。でも、どんなに大変でも、時間がなくても、ちょっとあごを上げるくらいなら、誰でもできます。ですから、わたしは「調子の悪いときほど、上を向いてください」とよくいっています。

「そんなことで、本当にそれほど体と心の状態が変わるの?」と疑問をもつ人もいるかもしれませんが、実験の結果でも、これはまちがいない事実なのです。

上を向いて、気道を開く。すると、呼吸をしたときに肺に入ってくる酸素の量が増えます。その結果、一瞬で、末梢の血管が拡張し、細胞のすみずみにまで血流とともに、酸素と栄養が行きわたり、自律神経は安定して、体全体の働きがよくなるのです。

体に取りこむ酸素の量が変わるだけで、一瞬で、体中の末梢血管の状態が変化し、体も心もいい方向に変わります。

わたしたちの体は本当に繊細で敏感なものです。ですから、ぜひその繊細な体を大切にするために「調子の悪いときほど上を向き、気道を広げる」ということを日常のなかで習慣化して、健やかで幸せな人生を手にしていただければと思うのです。

8　ため息のススメ。

よく「ため息をつくと幸せが逃げる」といわれますが、自律神経的にみると、じつはため息とは、とてもいいものなのです。なぜなら、悩みや心配事にとらわれているとき、わたしたちはついしっかりと呼吸することを忘れがちになります。もっといえば、無意識に止まっていることが多いのです。すると、呼吸はどんどん浅くなっていき、血流がとどこおって体のすみずみにまで酸素が行きわたらなくなります。そして交感神経が無用に高まることで、自律神経のみだれにつながる悪循環へと入っていきます。つまり、ますます心配事をかかえやすい状態になってしまうわけです。

そんなときに「はあ……」と息をゆっくり長く吐くことは、疲労やストレスからとどこおってしまっていた血流をよくし、副交感神経の働きを高め、自律神経のみだれをもとにもどしてくれる。つまり、ため息とは、人間の肉体がもっているすばらしい自浄作用なのです。実験をしても、ため息をついたあとの末梢血管には、みるみる血流がもどるという結果がはっきり出ています。ですから、これからはぜひ、「ため息」とは幸せが逃げるものではなく、自分の心と体をリセットし、幸せを呼びこむものだと考えてください。そして仕事や家事などの日常のなかでため息がつきたくなったら、「あ、いま、自分の体がサインを送ってくれたんだな」ととらえ、思う存分、「はあ……」と、長いため息を楽しみながらつく。それも自律神経を整えるすてきな秘訣なのです。

一般的にため息をつくことはネガティブにとらえられることが多いですが、こうした体の仕組みを知ると、必要だからこそため息が出るのだとわかります。ため息をつくことは、体にとってとてもよいことなのです。問題は、せっかくため息をついて新鮮な空気をたっぷり体に入れているのに、続けざまにネガティブな思考や愚痴ばかり重ねてしまうこと。そうすると結局、ため息の効果もすぐになくなってしまいます。だからこそ、思いきりため息をついたあとは、新たな気持ちで次の行動に向かっていくように心がけてみてください。体にはもうその準備ができているのですから。

9　ガムを噛む。

噛む動作には、ウォーキングと同じくらいのメリットがあると、先に述べました。じつは、自律神経と脳の活性化をうながすために、いい方法があります。わたしがよくおすすめするのが「ガムを噛む」ことです。なあんだ、と思われるかもしれませんが、ガムを噛めば、自然に「咀嚼のリズム」が生まれ、自律神経にもいい影響を与えます。手軽に自律神経を整えられるので、ぜひおこなってみてください。

10　1日1〜1・5リットルの水を飲む。

　健康にとって大前提となるのが水分の補給。人間の体の60％は水でできています。そのうちの75％は細胞のなかに、残りの25％は血液とリンパ液に分配されています。そして、人間は生きているだけで1日2リットルの水分を尿や汗とともに体外に排出しているのです。しかも見逃せないのは、発汗によって水分だけでなく体にとって大切なマグネシウムなども失われるということ。マグネシウムが不足すると神経伝達がうまくいかなくなり、臓器に悪影響をおよぼしてしまいます。水分補給はわたしたちにとってなくてはならない命の営みです。

　だからこそ、水の飲みかたはとても大事。上手に水分を補給すれば、それだけで健康な体が維持できるのです。では、ベストな水の飲みかたとは、いったいどんな飲みかたなのでしょうか。わたしがおすすめしているのは、「1日1～1・5リットルの水を、こまめに&意識して飲む」こと。〝こまめ〟に飲むことで、そのつど、胃腸が刺激され、自律神経が整います。みなさんは緊張したとき、パニックになったときなど、水をひと口含んだら不思議と落ちついた、という経験はありませんか。この感覚には、そのような理由が隠されていたのです。

水を飲むときは、どうぞ次のようにイメージしてください。「飲んだ水が全身に行きわたり、胃腸が活発になり、細胞一つひとつにサラサラな血液が届いていく」、この状態を頭に思い浮かべながら飲むのです。おもしろいことに、数値の面からみても、この状態をイメージして飲むと自律神経のバランスが格段によくなるのです。これは自律神経が人間の心に大きく左右されることをものがたっています。

水が不足しては、体にいいことはひとつもありません。朝起きがけのコップ1杯の水。そして出かけるときにはバッグにミネラルウォーター。イライラしたら、ゆっくりイメージしながら水を飲む。水の飲みかたひとつで健康状態は格段によくなるのです。

2章　1日30分で整う

11　30分早く起きてツイスト運動と全身伸ばし。

朝、ギリギリに飛びおきて、朝食もとらずに、バタバタと出かける。そうすると、その人の呼吸はみだれ、自律神経のバランスもかなりみだれてしまいます。そして、一度みだれた自律神経は、よほど意識してリカバリーしないと尾を引きますから、その人は、その日1日をずっと自律神経のバランスがみだれた状態で、バタバタと焦りながら過ごすことになってしまいます。そうなると、頭も五感の働きも鈍くなって仕事などのパフォーマンスが上がらないばかりか、血流がとどこおって血がドロドロの状態になるので、肉体の健康という面からみても非常にマイナスになってしまうのです。

朝はまず、ベッドや布団から飛びおきないことです。なぜなら、目が覚めても、体はまだ半分眠っている状態ですから、飛びおきると、とにかく自律神経がみだれます。そして、ふらつきがきたり、立ちくらみがしてよろけたり、ギックリ腰になったりと、トラブルも起きやすいからです。わたしは、朝目が覚めたら、布団の上で寝たままできる、簡単なストレッチや布団の上でツイスト運動をゆっくり1～2分間やってから、起きるようにしています。

ストレッチは、足を肩幅に開き、両腕を上にあげ、手の先をもう片方の手でつかみ、手を上に引っぱるようにしながら、上体をゆっくり横にたおし、体側を伸ばす。つかむ手を替えて反対側も同様におこなう。体側を伸ばすストレッチです。

ツイスト運動は、あおむけになり、ひざを90度に曲げ、腹筋の緊張をとる。そうしたら、腕を広げ、手のひらを上に向け、ゆっくりとひざを真横にたおし、ゆっくりともどす。ひざをたおすのと同時に手のひらを下に返し、もどすのと同時に手のひらを上に向ける。息は、たおすときに吐き、もどすときに吸う。続いて逆側にもひざをたおし、これをゆっくり繰りかえす。このような簡単なひざをたおすストレッチをしています。こうすることで、呼吸が自然に整い、自律神経も「睡眠モード」から「起きるモード」へとゆるやかにシフトチェンジしてくれますので、起きぬけのふらつきや立ちくらみなども防げるのです。

朝はこれまでより30分早く起きて、布団の上で簡単な運動などをしてから、ゆっくり起きあがる。それから、外の光を見るために一度、カーテンを開けて、空を見あげてみましょう。なぜなら、外の光を見ることは自律神経とダイレクトにかかわりのある体内の「時計遺伝子」のズレを整えてくれますし、空を見あげると気道がストレートになり、呼吸も自然に深くなるからです。

整うためのカギは「30分余裕をもって早めに起きる」こと。むかしの人が、「早起きは三文の徳」といったのは、自律神経的にも大変、理にかなったことなのです。

12　朝の光を浴び朝食をとる。

みなさんは朝起きたら、まずなにをやりますか？　トイレに行く、顔を洗うなど、朝の習慣は人それぞれのようです。そうしたいつもの習慣の前に、ある習慣をかならずくわえてみませんか？　その習慣とは、「朝起きたらカーテンを開け、太陽の光を浴びること」。人間には「体内時計」と呼ばれるものがあることは、みなさんもご存じだと思います。いままでは脳がホルモンの分泌や新陳代謝をつかさどっていると考えられていました。しかし、体内時計を管理しているのは、じつは「時計遺伝子」であることが最近の研究であきらかになってきたのです。この「時計遺伝子」のおかげで新陳代謝やホルモンの分泌などがおよそ24時間周期でスムーズにおこなわれていたのです。自律神経を動かすためには、細胞の一つひとつに組みこまれたこの「時計遺伝子」を動かすことが非常に重要なのです。

そのカギをにぎるのが「太陽の光を浴びる」こと。そうすることで「時計遺伝子」を刺激し、自律神経のリセットをうながすのです。曇りの日や雨の日でもリセットする自然光は十分に得られます。夜中に仕事をしているかたは、夕方でもかまいません。一度はかならず太陽の光を浴びてください。人工の光では自律神経をリセットすることはできません。そのことをお忘れなく。

そして、「時計遺伝子」を働かせるためのもうひとつのカギが「朝食」です。しっかり朝食をとることで細胞の「時計遺伝子」のズレが正しく修正されます。しかも、眠っていた腸に刺激がくわわり、副交感神経もアップし、全身に血液が行きわたりはじめます。

食事の量は多すぎても少なすぎてもよくありません。少量の食事では細胞の「時計遺伝子」が活性化されません。反対に、食べすぎると消化に多くの血液を使われて脳への血流が減少するために頭が冴えません。また、カレーなどの刺激の強いものや脂っこいものも避けてください。胃腸が完全に目覚めていないうちに消化の悪いものをとることは、胃腸を朝から酷使するためトラブルのもとになります。

ではいったい、どんな朝食がいいのでしょう。まずはコップ1杯の水を飲んで、腸を優しく起こしてあげましょう。それからバナナなどのフルーツを食べます。メニューにはなるべくヨーグルトを追加しましょう。乳酸菌が豊富なヨーグルトをいっしょに食べることで腸内環境が整います。野菜ジュースなら糖質がなるべく少ないものをとってください。青汁や緑黄色野菜のジュース、スムージーなどがおすすめです。細胞が活性化され、便秘も解消されます。

夜中にピークになった副交感神経は、朝に向けて下がりはじめ、代わりに交感神経が上昇します。しかし、不規則な食事や夜ふかしで生活のサイクルがずれると、切りかえがうまくいきません。その結果、新陳代謝がとどこおり、肌荒れをはじめ、さまざまな疾患を引きおこします。時計遺伝子を整えるための「太陽の光」と「朝食」。はつらつとした毎日を過ごすためにも、ぜひこのふたつを心がけましょう。

13 玄関にメモで忘れものも激減。

人はどんなに気をつけていてもミスをする生きものです。忘れものや遅刻をしたことのない人などいないでしょう。わたしは外科医という仕事上、ミスをしてはならないので、ことさらに細心の注意を払います。それでも些細なミス（忘れものや遅刻など）をしてしまうことはあるものです。

どんなに細心の注意を払ってミスを防いでも、天変地異や不可抗力などで、アクシデントに巻きこまれるリスクはつねにあるといえます。そんなとき、わたしたちは、つい焦ってパニックになりがちになる。ストレスを感じイライラしてしまいます。こうなると、自律神経のバランスはみだれ、さらにミスを重ねることになってしまいます。いわゆる負のスパイラルのはじまりです。

では、負のスパイラルに陥らないためにはどうしたらいいのでしょうか。答えは、ズバリ「余裕」をもつことです。余裕をもった行動をしているかどうかが、自律神経のバランスに大きな影響をおよぼします。「心の余裕」は、自律神経を整えるためには非常に重要なものなのです。

うっかりミスや忘れものをしないためには、絶対に忘れてはいけないものをメモして、玄関のドアに貼っておくのがおすすめです。わたしの場合なら、財布、携帯、時計、カギ、名刺、この5つの頭文字をとって、「サケトカメ」と書いた紙を、玄関の目につくところに貼っています。火の元や戸締り、電気などを忘れやすいかたなら、「ヒ、ト、デ」などとメモして貼っておくのもいいでしょう。

朝、玄関で靴を履くときに、このメモを見て、もう一度、カバンのなかを確認する。それで「あっ、そうだ」と救われたことが何度もあります。やってみればわかりますが、それほど時間がかかることではありません。少なくとも、バタバタと出かけ、忘れものをしてあわてて取りにもどるほうがよほど時間の無駄＝ロスがあるはずです。出かける直前に、一度メモを見る。それだけで、ロスが減るのです。

人間は内の世界から外の世界に出るとき、どうしても動きが速くなりがちです。朝せっかくゆっくり起きて、ゆっくり支度をしたのに、ドアを開けた瞬間に一気にモードが切りかわってしまい、気がつくとバタバタと駅まで歩いていた……ということはよくあります。ですから、ドアというのは、案外とキーポイントなのです。内の世界から外の世界に出るとき、もう一度「ゆっくり」を意識する。そのためにも、ドアの手前＝玄関での「確認」が大切なのです。

14 必要なものはすぐ取りだせるようにする。

通勤や通学の場合、意外と大切なのが定期券や財布をすぐ取りだせるようにしておく、ということです。駅に着いたとき、電車の時間が迫っていたりすると、どうしても早足になります。このとき定期券や財布がすぐに出てこなかったりすると、焦って完全に自律神経のバランスがみだれてしまうことになりかねません。

焦ることは、非常にストレスがかかりますから、それだけで副交感神経の働きが下がり、極端に交感神経優位になってしまいます。焦らないためには、事前に必要なものをわかりやすく準備しておくのです。そうすると、意識が「ゆっくり」になります。ゆっくりの意識で立っていると、自律神経のバランスが整って、まわりもよく見えます。

一方、せかせかとあわてた意識で立っていると、自律神経がみだれて、まわりが見えなくなっていますから、動きがついバーンと乱暴になってしまう。それがひどいケースに発展すると、ほかの乗客とトラブルになってしまったりするのです。

本当に不思議なもので、一瞬「ゆっくり」を意識するのとしないのとでは、その人のパフォーマンスの良し悪しがまったく変わってしまうというわけなのです。意識ひとつだけで、人間はこれだけ大きく変わります。そして繰りかえしになりますが、勝負はなんといっても朝です。朝、「ゆっくり、早く」を意識して実践できた日は、きっと、その日1日全体がスムーズにいい方向にいくはずです。

15　30分前行動を心がける。

わたしは、朝30分早く起きることからはじめて、なにごとも「30分前」を意識して行動することをおすすめしています。本当に、たった30分、時間に余裕をもってゆっくり行動するだけで、みなさんが思っている以上に、肉体にも精神にもすばらしい効果をもたらしてくれるからです。逆に、いつもギリギリの意識で行動していると、心にも体にも、つまり人生全般において悪い影響をもたらします。ひどいケースになると、あわてて信号を渡ろうとして車にはねられてしまったり、自転車と正面衝突してしまったりということも起こりかねません。

時間に余裕をもって、ゆっくり歩いたり、動いたりしていれば、まわりが見えてくるので、そういう不測の事態も未然に避けられるのです。ですからわたし自身も、外出する場合は30分前の余裕をもった行動を意識しています。そして、なにごともなく30分前に目的地に着いたら、その時間をさらなる「ゆっくり」タイムに使います。たとえば、近くのカフェでゆっくりコーヒーを飲みながら仕事の資料を見なおしたり、手帳を整理したりといった具合です。このゆったり落ちついた心の余裕が、自律神経のバランスを整え、自分自身の心と体のパフォーマンスをさらに上げてくれるのを知っているからです。

少し早めに行動するという単純な「時間的余裕」は「心の余裕」になり、自律神経は安定するのです。

16　1日のうち30分の自分時間。

わたしは、時間は「人生の貨幣」だと考えています。

1日30分でいいので「自分ひとりだけの自由な時間＝ゆっくりタイム」をつくることをおすすめします。たとえば、家事がひと段落した午前中の30分、趣味の絵を描いて過ごす。あるいは、仕事帰りにお気に入りのカフェに寄って好きな本を読む。あるいは、家でも、入浴後の30分、ゆっくり自分の部屋でひとり好きなテレビを観たり、好きな音楽に耳をかたむけたりする。たった30分ですが、そういう自分だけの自由なゆっくりタイムをつくることで、その日のリズムは断然変わってきます。

なぜなら、その大切な30分をつくるという意識をもつことで、人は自然に、そのほかの時間をダラダラ無駄に過ごすことがなくなるからです。バタバタ、セカセカも自律神経にとって大敵ですが、ダラダラと無為に時間を過ごすということも、同じように自律神経のバランスをみだします。理想はゆったりとしながらも、無駄なく軽やかに、リズミカルな生活を送ることなのです。そして、そこにもっていくための有効な手段が、この1日30分の「自分ひとりだけのゆっくりタイム」です。これだけで、生活にいいリズムが生まれるはずです。

17　30分1ヶ所だけ片づける。

身のまわりをきれいに整理整頓しながら自律神経を整える。そんな一石二鳥の方法があることをご存じですか。それが「30分だけ整理整頓」です。ポイントは30分という限られた時間に「1ヶ所」だけ片づけること。それだけであなたのみだれた自律神経のバランスが整います。

そんなバカなと思う前に、ちょっと思いだしてみてください。みなさんにも、こまごました場所を整理整頓するだけで気持ちが落ちついたという経験がありませんか。日ごろ気づかないかもしれませんが、人は片づけをすると自然に深くいい呼吸をするようになるのです。

かといって、時間に追われながらやるのでは意味がありません。出かける寸前に急いで片づける。来客があるのであわてて掃除をするというのでは、同じ30分でも自律神経はみだれるばかりです。1日のなかで気持ちの切りかえが欲しいとき、仕事で集中力が鈍ってきたとき、仕事を終えてリセットしたいとき、毎日あなたのスケジュールにあわせて時間を決めておくと、仕事の効率もかならずアップするはずです。

整理整頓は少しずつおこなうのがコツです。「今日は本棚の一番上の整理」「明日は本棚」「明後日はパソコンの周辺を」と毎日テーマを決めておこなってください。なぜなら、「30分だけ整理整頓」の目的は自律神経を整えることにあるからです。少しずつ片づけることで頭のなかも整理され、副交感神経も高まっていきます。わたしの場合は、毎日午後3時に「30分だけ整理整頓」をやります。ちょうどその時間帯が少し頭が疲れてきたなと思う時間なので、1ヶ所だけ片づけて自律神経を整えるのです。すると疲れた頭がクリアになり、自律神経のバランスが整うのを実感できます。

よくあるのが、片づけているうちにほかのところが気になり、「ここも汚れている」「あそこもきれいにしたい」などいろいろなところに手を出してしまい、自律神経のバランスを崩してしまうことです。

人間の集中力は、もって1時間30分です。それ以上になると、今度は交感神経が高まり、自律神経がみだれるのです。気になる汚れなどは次の日にまわせばいい、そんな気楽な気持ちでいいのです。上昇した副交感神経をキープさせるためには、30分の時間を守りましょう。

18　ウォーキングはリズミカルに。

健康になるために有酸素運動がおすすめといっても、運動の習慣がない人がいきなりマラソンなどをすると負担がかかりすぎて、脚などを痛めてしまうこともあります。そこでわたしがおすすめしたいのがウォーキング。ウォーキングは朝でも帰宅後でもできるので毎日取りくみやすいのです。ただし、ウォーキングにもいくつかポイントがあります。まずは「リズミカルに歩く」こと。呼吸が浅くなるため早足の必要はありませんが、だらだら歩いても運動にはなりません。自分なりのリズムを意識し、小気味よく歩くことが大切です。

次に「顔を上げて歩く」こと。ある程度の距離を歩いていると、いつのまにか顔が下を向いてしまうこともあり、これでは気道が狭くなり呼吸が浅くなってしまいます。呼吸が浅くなると血流が悪くなるので、かえって逆効果なのです。そして最後は「まとめて歩く」こと。よく1日の歩数を測っている人がいますが、たしかに運動にはなるものの、細切れより意識してまとめて歩くほうが呼吸の量や血流量が増加するので効果的です。これらを基本ルールとして無理なくウォーキングを続けていくと、激しい運動などしなくとも、毎日の生活のなかで運動不足を解消することができるでしょう。

ウォーキングで太ももの筋肉を付けていくと、代謝がよくなり血流も改善されていきます。さらに、見逃せない研究結果が発表されています。筑波大学の研究チームによると、下半身の筋肉の働きと脳の認知機能に強い関連性が認められるというのです。たとえば早足で10分程度歩くだけでも、脳のなかで記憶や学習能力をつかさどる「海馬」が刺激されるといいます。ウォーキングで下半身をきたえ、筋肉に変えていくことは、健康にとってよりよいことといえるでしょう。

19　コーヒーでリフレッシュ。

コーヒーを飲むと心が落ちつくという人はよくいますが、自律神経の見地からすると「コーヒーでリラックス」は大きな誤解です。なぜなら、コーヒーに含まれるカフェインには交感神経を高める作用があるからです。交感神経が上昇すると、ご存じのように体は興奮状態になり、意識も覚醒します。なので、コーヒーを飲んで心が落ちつくというのは大きな誤解なのです。

逆に、集中力が欠けたときや、やる気が起きないときにはカフェインによって交感神経が高まります。しかも脳に働きかけて疲労感を軽減させる作用もあるのです。コーヒーは「リラックス」ではなく、「リフレッシュ」する目的で上手に飲めば、仕事の効率もグンとアップします。

コーヒーにはほかにもすぐれた特性があるのをご存じですか。じつは、コーヒーには血管を拡張させる作用があるため、全身に血液が流れやすくなるだけでなく、冷え性などにも効果的な飲みものなのです。

冷え性は一般的に思われている以上に、体に悪影響をもたらします。なにより冷えによって腸の機能が低下するため、腸の状態と相関している自律神経のバランスがみだれていくのです。幸福感にかかわる快楽物質であるセロトニンやドーパミンは、なんと約95%が腸粘膜から分泌されています。そのため冷えによって腸内環境が悪くなるとイライラしがちになったり、不安感を抱えやすくなったりしてしまいます。ハーバード大学の研究によると、コーヒーはセロトニンやドーパミン自体の分泌量を増やす作用があることも判明しました。つまり、適量のコーヒーには抗う効果が見こまれるということです。なんだか気分がイライラしたり、ふさぎこみがちになったりしたときにも1杯のホットコーヒーは効果的なのです。

気をつけたいのは「飲む量と時間帯」です。1日に5~6杯は飲みすぎです。胃にも悪いので、せいぜい3杯に抑えましょう。また、タバコとの組みあわせも体によくありませんから注意してください。就寝前に飲むのも避けてください。交感神経が上がって眠れなくなるからです。

朝食のとき、運動前、残業の眠気覚ましなどライフスタイルにあわせてコーヒータイムを有効活用してみると、思わぬメリットが期待できますよ。

20　午後1回のシンプルストレッチを習慣に。

自律神経を整えるのに、軽い運動はとても有効です。また、同じくストレッチも自律神経を整えるためにはとても効果的です。そこで、わたしがおすすめしたいのは、午後に1回、短いストレッチタイムをつくること。そうすることで、その日の前半に、仕事や家事で生じた血液のとどこおり＝うっ血を解消することができるからです。わたしがおすすめするストレッチは、とてもシンプル。仕事場でもどこでもできる次の4つのストレッチです。

①体側を伸ばすストレッチ

足を肩幅に開き、両腕を上にあげ、手の先をもう片方の手でつかむ。手を上にひっぱるようにしながら、上体をゆっくり横にたおし、体側を伸ばす。つかむ手を替えて反対側も同様におこなう。

②上半身を伸ばすストレッチ

足を肩幅に開き、両腕を肩の高さまで上げて前にまっすぐ伸ばす。その状態で、手の先をもう片方の手でつかむ。体は正面を向いたまま、つかんだほうの手で横にひっぱる。つかむ手を替えて反対側も同様におこなう。

③肩甲骨をゆるめるストレッチ

椅子に座り、手のひらが自分の顔のほうを向くようにひじを垂直に曲げる。そのひじをもう片方の手でしっかり固定する。曲げたほうの手首を10回程度まわす。反対側の手首も同様にまわす。

④股関節をゆるめるストレッチ

椅子に座り、足首をもう片方の足のひざの上にのせる。手で足首をつかみ、ぐるぐるとまわす。反対の足首も同様にまわす。

この4つのストレッチ全部で約5分間、それを午後に1回ぜひ、「ちょっとリフレッシュしたいな」「体が重く、頭がぼんやりしてきたな」というときに、やってみてください。本当に簡単ですが、その効果は、プロのスポーツ選手たちのお墨つきです。4つ全部をやらなくても、できるものだけでもいいのです。午後に1回、ゆっくりストレッチタイムをつくる。その生活習慣が、みなさんの体を健やかに、そして、その日の午後の仕事のパフォーマンスを上げてくれるはずです。

21　昼食後の2時間は捨てる。

昼食後にどうしても眠くなるという人は多いと思いますが、これは消化にエネルギーを使う以上、どうしようもないことです。また副交感神経も優位になるため、頭も体もなんとなくぼーっとしがちです。こんなときは、もう昼食後の2時間は「捨ててもいい」と割りきって、いわゆる単純作業などにあててしまいましょう。

たとえば、わたしはこの時間をメール返信や資料整理にあてています。朝にきたメールにすぐ返信しなくてもこの時間ならまだ間にあうし、そんな作業も終えたときは身のまわりの片づけをするのもいいでしょう。大切なのは、この時間にたいしたことができなかったからといって無用にイライラしたり、落ちこんだりしないことなのです。

どうしても、眠いと感じてしまうとき、わたしは積極的に仮眠をとっています。とくに昼食後しばらくたったときに眠く感じる人は多いと思いますが、眠気を我慢しながら仕事をしても効率は上がりません。睡眠不足が集中力の低下やイライラを引きおこすことは、ハーバード大学医学大学院の研究によってもあきらかになっていますし、体感として感じている人もいるはずです。

ただし、日中に寝すぎると余計に頭がぼーっとしたり、夜に寝づらくなったりすることにもつながるので、仮眠時間の理想は30分以内です。

ごく短い30分以内に入眠してすっきり目覚めるためには、ある成分を取りいれると効果的です。それはトリプトファンとカフェイン。ミルクなどに含まれる必須アミノ酸の一種であるトリプトファンが入眠に効果的なことがわかっており、いわずもがなカフェインは覚醒に役立ちます。そこで、日中の仮眠の際にはカフェオレやミルクティーを飲んでから眠ると、スムーズに眠りに入りやすくなり、すっきり目覚めることができます。わたしはこの方法を、出張で新幹線に乗るときなどによくおこなっています。

また、あえて取引先との打ち合わせを入れるのもいいかもしれません。あえて移動を組みこむことで交感神経が高まり、時間帯を考えればまずまずの集中力を得ることができるはずです。

とにかく基本的には、昼食後の2時間は「捨ててもいい」と考えて、体のリズムに従って動きましょう。

その後、15時あたりから次第に交感神経が上がってきますので、そのときの準備にあてておくとより生産性が高まって、気持ちよく1日を終えることができるはずです。

22　大切なのは「いつ食べるか」。

食事の際に脂肪分や塩分などを控えたり、野菜をとったりしてバランスのよい食事を心がけている人は多いと思います。

ただ「なにを食べるか」を気にする人は多いですが、見おとしがちなのが、「いつ食べるか」です。食べたものが胃で消化されるには、食物の成分によっても異なりますが、およそ3時間かかります。場合によっては5時間ほどかかることもあり、たとえば寝る30分前になにかを食べると、胃での消化と腸での吸収がうまくいかず翌朝の不快感につながります。お酒を飲んだあと、寝る前にラーメンやお茶漬けを食べる人がよくいますが、消化活動はもちろん、自律神経の働きにとってもよくないのはいうまでもありません。食べものを噛んだり飲みこんだりすることは交感神経の働きを高めるため、副交感神経が高まる時間帯におこなうと自律神経のバランスが崩れてしまいます。

そこで、最低でも眠りにつく3時間前までには食事を済ませることを心がけましょう。24時に寝る人なら、21時以降は食べることを避けるべきです。どうしてもおなかがすいたときは、消化に5分程度しかかからない液体を飲んでください。ホットミルクなど、快眠につながる成分であるトリプトファン（必須アミノ酸の一種）が含まれたものを飲んでリラックスしてはいかがでしょうか。

23 夕食後のゆっくり散歩で整う。

自律神経を整えるために軽い運動が大切なことは、これまで述べてきたとおりです。しかし忙しいなか、「スポーツクラブに通う」というのは、なかなか難しいと思います。そもそも、息が上がるような激しい運動は交感神経を優位にしてしまい、副交感神経の働きを高めるという意味では逆効果なのです。

もしもみなさんが夕食後に時間がとれるとしたら、30分から1時間、ゆっくり歩くことをおすすめします。目安としては、2キロを30分のペースで歩く。これは、かなりゆっくりのペースです。自律神経を整えるためには、これで十分です。

ちょっと余裕があるとき、あるいは頭が疲れて眠れないというとき、夕食後、ゆっくり一定のリズムで30分から1時間、散歩する。それを生活習慣に取りいれると、自律神経のバランスは非常によくなります。そうして血流がよくなり、疲れがすっきりとれ、よく眠れる＝質のよい睡眠をとれるようになります。

夜、軽い運動をすると、首の痛みや肩こり、腰痛なども軽減されることが、研究の結果、わかってきています。じつは、これらも末梢血管の血流がよくなることが要因です。ですから、肩こりや腰痛で悩んでいるかたにもぜひ、夕食後の散歩をおすすめしたいと思います。

24 準備は夜のうちに。

自律神経を整えるためには、朝の過ごしかたがとても大切です。大事な朝にバタバタしないためには、じつは前日の夜の過ごしかたも大切になってきます。明日の朝のための「準備」を夜のうちにすべて済ませておくのです。そんなことかと思われるかもしれませんが、準備というものは、最大限のパフォーマンスを引きだすためにもっとも重要なことなのです。

わたしたち外科医は、失敗が許されません。厳しい現場でも最大の力を発揮するために、ふだんからあらゆるシーンをシミュレーションして、できる限りの準備をやり抜いています。手術室でどんな事態が起こってもいつでも対処できるように、ありとあらゆる想定のもとで準備をやり抜いているのです。

ときには考えられる限りの準備をしたことで、手術がはじまる前に、すでに終わったかのような感覚を覚えることもあるほど。それほどの準備をやり抜くからこそ、本番で余計なことに心をみだされることなく、無意識にとてつもない集中力を発揮できるのです。準備を徹底的にやり抜くことは、成功を引きよせるのです。

以前、著名なスポーツライターのかたと対談をさせていただいたときのことです。そのかたは、多くのアスリートを取材し、見てくるなかで、あることに気がついたというのです。

それは「カバンのなかや用具の整理ができない選手はよい成績を残せないことが多い」ということでした。そのエピソードは、わたしのなかにストンと落ちました。日ごろ、わたしが考えていることにピッタリ当てはまったからです。カバンの整理は自律神経の安定の証明のようなものです。ふだんから用具の手入れや整理などを習慣化しておくことは「試合に臨む準備が整っている」ということ。そして、試合の前にいつもと同じく整理や手入れをすることで、自律神経のバランスが安定し、集中しやすい環境をつくることができるのです。準備とはそれほど大切なことなのです。

まず、わたしがおすすめしたいのは、「翌日の洋服はかならず前日の夜に用意をしておく」ということです。翌日の天気予報とスケジュールを確認し、それにあった洋服を上から下まできちんと用意しておく。もちろんカバンの中身もチェックします。つまり、朝起きて、そのまま洋服を着て、カバンをもって出かけられる状態にしておくのです。

朝というのは脳が冴えて生産性が高いゴールデンタイム。1分でも洋服の用意に使うのはもったいないと思います。一方、夜というのは疲れて脳が働きませんから、洋服の準備くらいはそんな夜にやってしまったほうがいいのです。

洋服を選ぶときにはかならず、翌日に会う人や、やるべき仕事が頭に浮かぶことになります。つまり洋服を選ぶということは、翌日に自分はなにをするか、どんなことが起こるかを、予測し準備しておくことになるのです。

夜寝る前のほんの数分間、洋服やカバンの準備をするだけで、朝のバタバタ感がこれほど減るものかと、その効果にみなさんもきっとおどろかれるはずです。

もし準備が不十分だったら、予測のつかないことが起こったときに対処できなくて、一気に自律神経がみだれてしまいかねません。そうなってしまうと、リカバリーは非常に難しい。準備はそれを防ぐために一番よい対処法なのです。

「翌日やるべきこと」を1日の最後に書きだしてみることもいいでしょう。そんなに多く書かなくてもいい。箇条書きで、3行程度で大丈夫です。翌日にやることを前日に書きだしておくと、朝の余裕が生まれます。十分な睡眠を得て、自然に目覚めたときの自律神経のバランスは最高です。ぜひ、今日から「準備は夜のうちに」を習慣にしてください。

25　1日の終わりは日記でデトックス。

1日の終わりに短い日記をつける。これは自律神経のバランスを整えるうえで、本当にとても効果があります。日記を書くと、具体的にどんないいことがあるかといいますと、「デトックス効果」です。

人間は生きていれば、嫌なこともあります。毎日いいことばかり、幸せなことばかりではありません。でも、人間とは不思議なもので、それを文字に書きだすと「あれ。これってそんなにたいしたことじゃないかも?」と少しずつ思えてくる。すると、嫌なことやストレスでみだれていた自律神経のバランスが整うのです。ですから、日記というのは、過去を書いているような感じがしますが、じつは未来への扉を開くツールなのです。

日記の効果をより高めるためには、書く順番にも簡単なコツがあります。それは、以下のとおりです。

①最初にその日で一番失敗したことを書く

②次にその日で一番感動したことを書く

以上です。これだけで、みなさんの自律神経は、たとえその日がどんな日であったとしても、本当にみちがえるようにいい方向に変わります。

ちなみに、日記のなかでもわたしのおすすめは、3年分が1冊にまとまっている「3年日記」です。これはわたし自身も愛用していますが、1日分のマス目もちょうどいいし、さらには3年くらい先のことをイメージできる＝視野が広がるのも、自律神経にとってとてもいいのです。

日記の力をあなどってはいけません。これまでわたしがお会いした企業家のかたたちもやはり、「日記をつけはじめてから人生も仕事もさらに充実するようになった」と、おっしゃっておられました。寝る前の日記がみなさんの人生の充実度を大きく変えてくれるとわたしは断言できます。

26　究極の入浴法。

1日の終わりにお風呂に入る。

入浴も、自律神経の安定には絶対に不可欠なものです。自律神経を整えるためにもっとも理想的なのは、39度から40度のちょっとぬるめのお湯に、15分つかること。さらに詳しくいえば、最初の5分は首までつかり、残りの10分はみぞおちくらいまでつかる。これが究極の入浴法です。実験の結果、これほど血流がよくなり、それでいて直腸温度を上げすぎず、体の深部体温を0・5度アップするという、自律神経にも体全体にももっともいい適温に保ってくれる入浴法はないとわかっています。

この入浴法を実践することで、副交感神経はスムーズに上がり、質のよい睡眠へとシフトチェンジしてくれます。また、入浴後、コップ1杯の水を飲むと、脱水症状も防げて、血液の状態もさらによくなります。

自律神経的にいえば、夜寝る前の入浴の最大の目的とは、体をきれいに清潔にすることではなく、自律神経のバランスを整え、いかに自分の体を質のよい睡眠にもっていくかということです。ですから、熱すぎるお風呂は、わたしとしてはまったくおすすめできません。熱すぎるお風呂は、交感神経の働きを急激に上げ、血管を収縮させ、血液をドロドロにし、結果、高血圧や脳卒中などを引きおこしかねないからです。

ぬるめのお湯にゆっくりつかり、ゆったり半身浴する。それが最高です。

また、シャワーだけというのは、本当に避けていただきたいと思います。たとえ夏でも、シャワーだけでは深部体温を下げてしまいます。そうすると副交感神経の働きがガクンと下がるので、質のよい睡眠のためには好ましくありません。

27　入眠儀式でリラクゼーション型睡眠を。

自律神経のバランスをよくするうえで、もっとも大切なのは睡眠です。十分な睡眠をとらなければ、自律神経はかならずみだれます。自律神経がみだれれば、血流が悪くなり、脳に酸素や栄養がいかなくなるので、思考がうまく働かなくなる。結果パフォーマンスが十分に発揮できなくなるのです。

自律神経の研究をしていると、睡眠の大切さを痛感させられます。どんなに体調を整えようとしても、睡眠不足になると途端に自律神経はみだれる。どうして睡眠不足が自律神経のみだれに直結するのかというと、副交感神経が上がらないからです。

自律神経には日内変動があり、ふつうは夕方から夜にかけて副交感神経のレベルが上がり、やや副交感神経が優位な状態になります。しかし、この副交感神経が優位になる夜に、眠らずに交感神経を刺激すること（仕事など）をしていると、副交感神経が上がるタイミングを失ってしまったまま、朝の交感神経が上がる時間を迎えてしまいます。

副交感神経が上がらず、自律神経のバランスがみだれると、血流が悪くなり、身体機能が低下してしまいます。どんなに事前準備をしても、睡眠不足で自律神経がみだれては、もてる能力を存分に発揮することはできないのです。

では、具体的にどのように睡眠をとればいいのでしょうか。質のよい睡眠とは、どのようなものをいうのでしょうか。ご説明します。

睡眠の質は長さではありません。研究結果によると、睡眠時間は6〜7時間がベストだといわれています。

副交感神経は、午前0時すぎに活動のピークを迎えます。そのことをふまえると午前0時までには就寝し、6〜7時間の睡眠時間をとることが理想的といえるでしょう。

4~5時間しか寝ていないけれど、朝起きると、意外と疲れがすっきりとれている。逆に、けっこうな時間寝たはずなのに、朝起きると体がだるく疲れがとれていないと感じる。わたしは、前者を「リラクゼーション型睡眠」、後者を「緊張型睡眠」といっています。リラクゼーション型睡眠がとれると、副交感神経の働きが高まっていますので、自律神経も体も、すべてはいい方向に向かいます。寝ているとき、心も体もすーっと力が抜けて、解放されているのです。一方、緊張型睡眠では、副交感神経がうまく機能していないので、寝ていても、血管は収縮したまま、体全体も興奮状態で、力が入ったまま。だから起きても疲れがとれていないのです。

現在は、残念ながら、緊張型睡眠のかたがとても多く、それがいわゆる「睡眠障害」につながっています。なかなか寝つけない、なんとか寝ても眠りが浅い、夜中に何度も目が覚めてしまう。そんなお悩みをお持ちのかたも多いのではないでしょうか。

緊張型睡眠は自律神経の大敵です。でも、大丈夫です。それも寝る前のちょっとした心がけで、かならず改善できるのです。

先ほども少し述べたように、寝る前に、交感神経の働きを上げるものを避けるようにしてください。たとえば、ひとりでの深酒をやめる。たとえば、夜の長電話をやめる。たとえば、眠る直前に観たり聴いたりするものを、できるだけ気楽に、おだやかに楽しめるものにする。さらには、照明もできるだけルクスを落とした暗めのものにする。

そうすれば、ストレス多き、つまり副交感神経の働きを下げるものがあふれている現代社会においても、みなさんは、きっと、緊張型睡眠から脱して、子どものこころのような、健やかなリラクゼーション型睡眠に変われるはずです。

そして、ゆっくりすてきな朝が迎えられます。リラクゼーション型睡眠で、自律神経を整えましょう。

3章　メンタルが整う

28 「アフター・ユー」は魔法の言葉。

自律神経の安定のリズムは、じつは、ちょっとしたひと言でもつくることができます。そのひと言とは、「アフター・ユー」＝「お先にどうぞ」という言葉です。

これは、わたしがイギリス留学時代に何度も耳にした言葉です。大学病院に向かう交通機関や駅、エレベーターやエスカレーター、レストランや図書館や美術館のエントランス……本当にいろいろな場面で、イギリスの人々はにっこりほほ笑みながらこの言葉を口にしていました。そして、それを耳にするたびに、「ああ、いいなあ、すてきだなあ」と、留学の緊張とプレッシャーでカチカチになっていたわたしの心は一瞬でほっと癒されたものでした。つまり、この「アフター・ユー」という言葉は、わたしにとってはまさにみだれた自律神経のバランスを一瞬で整えてくれる魔法の言葉だったのです。

いま、残念ながら、日本ではあまり「お先にどうぞ（＝アフター・ユー）」という言葉を耳にしなくなりました。けれども、みなさんにも、ぜひ、このすてきな魔法の言葉を活用していただければと思います。

たとえば、エスカレーターに乗るときでも、「われ先に」というのはやめて、ちょっとひと言、「お先にどうぞ」と相手に譲ることを心がけてみる。すると、そういった瞬間にきっと、いわれたほうだけでなく、みなさん自身も、気持ちが晴れやかになるはずです。そして、それまで焦っていた心がふっとゆるんで楽になる。

そのとき、みなさんの自律神経は、確実に安定しているはずです。

「いきなり知らない人にいうのはちょっと恥ずかしいかな」というかたは、まずは身近なところから試してみてください。家庭でも会社でも学校でも、友人同士の集まりでも、「お先にどうぞ」というひと言で、きっと、ゆっくり、にっこりの輪が広がります。そして、そこにはいい自律神経の輪が広がり、結果、その場はどんどんいい環境に変わっていくはずです。

29 テーマは「一瞬ゆっくり」。

世界でもっとも女性に人気のある俳優のひとり、ジョニー・デップさんがいます。彼の記者会見などを見ていると、人一倍、ゆっくり動き、ゆっくり話しているのです。インタビュアーの質問にうなずくときも、やわらかな微笑をたたえながら、本当におどろくほど、ゆっくりと優雅にうなずいています。

また、映画『マーガレット・サッチャー　鉄の女の涙』でオスカーを受賞し、現代最高の名女優といわれているメリル・ストリープさんも、役を離れたときは、同じように、すべての動作がゆっくり、エレガントです。そして、そういう人たちは表面的なものではない、内面から輝くあでやかさやオーラをもっています。わたしはみなさんにもぜひ、そこを求めていただきたいと思うのです。

ゆっくり優雅な振るまいは、そこに居あわせた人たちの自律神経も安定させます。

たとえば、コーヒーを飲むときでも、カップをとる手の動かしかたをゆっくりにするだけで、一瞬でエレガントに見えるようになります。そしてこれは、まさに「意識」すれば誰でもできることなのです。一所懸命「ゆっくり」しなくてもいいのです。テーマは「一瞬ゆっくり」。そう意識することで、あなたも、あなたのまわりの人もいい雰囲気に包まれるのです。

30 焦りや緊張対策は「手を開くこと」。

トラブルやパニックのときの有効な対処法について触れておきましょう。むかしから、緊張したときは肩の力を抜けといわれます。もちろん、それも自律神経的にみて、まちがいではありません。でも、じつは肩の力を抜くよりも、「手を開くこと」のほうが、もっと効果があるのです。

なにかをがんばろうと自分で自分に喝を入れたいとき、わたしたちはついぎゅっと拳をにぎりがちです。でも拳をにぎるのはおすすめできません。なぜなら、拳をにぎると、とくに親指に力を入れると、ますます体を緊張状態にしてしまうからです。なぜ親指に力を入れると、緊張がより増してしまうのでしょうか？　これはわたしの仮説なのですが、おそらくぎゅっと拳をにぎることで親指の血流が低下し、それが副交感神経の働きを下げてしまうからだと思います。なぜなら、実験でも、親指を中に入れて拳をにぎったときのほうが、親指を外に出してにぎったときより、副交感神経の下がりかたが大きいからです。

空手の達人は、けっして拳を固くにぎりません。軽く指を曲げる程度で、相手に当てる瞬間だけ拳に力を入れます。中国武術でも、拳をにぎるときは、かならず親指を外にしてにぎります。さらに、ゴルフでもクラブを親指で強くにぎるのはタブーとされています。そういうふうに武術やスポーツでの「技」も、おそらく長年、練習を繰りかえすなか、親指の力を抜くことが無駄な緊張をとり、最大の力を発揮することだと体得したゆえに編みだされたものなのだと思います。

ですから、みなさんも、これからはぜひ焦ったり緊張したときほど、意識してぱっと手を開き親指の力を抜いてみてください。ちなみに、これはパニックになりそうになったときもおすすめです。

31　1対2の呼吸法で不安は消える。

「不安を消して、軸をつくりだす」ために必要なのは副交感神経を高めることです。その副交感神経の機能を高めるのに、とても重要なのが「呼吸法」です。

昨今、自律神経の働きが計測できる機械が開発されたことによって、呼吸が体にどんな影響をおよぼすのか、医学的にもあきらかになりました。この機械の開発によって、呼吸と血流に関するおどろくべき事実が判明したのです。その事実とは、呼吸を止めた瞬間に末梢血管に血液が流れにくくなる、つまり、息を止めた瞬間に、あなたの体に「不安」の2文字が浮かびあがるという衝撃の事実です。

わたしたちは、知らず知らずのうちに緊張すると、呼吸が浅く速くなり、交感神経が異常に高まります。そうすると、体も頭も血流が悪くなって低酸素状態となり、パニックに陥る危険すらあります。不安やプレッシャーに追いつめられたりしたときも同じです。こういったときは、当然ながら脳の思考力、判断力、発想力なども低下してしまいます。こういった危機的状況を一瞬にして改善する方法が、「1対2の呼吸法」と呼ばれているものです。

まず、鼻から空気を3～4秒かけてゆっくり吸いこんでください。そして、その倍の時間をかけて、吸った息を6～8秒かけて口からゆっくり吐きだしてください。こんな簡単な呼吸法を2分から3分続けるだけで副交感神経が高まり、全身の血管が開き、毛細血管まで血流がよくなります。血流がよくなると、筋肉が弛緩して、体はたちまちリラックスしてくるのです。

では、なぜこんな簡単な呼吸法で副交感神経が高まるのでしょうか。それは、頭と胴体をつないでいる頸部にある「圧受容体」と呼ばれるところが反応して副交感神経を高めてくれるからです。これこそまさに不安が消える呼吸法マジックなのです。

32 不安は意識するだけで50％解決する。

長年、自律神経のデータをとっているうちに、わたしは、ストレス社会を生きていくためには、まずストレスによって生まれる「不安」を意識することが大切なのではないかということに気がつきました。平常心を保つには、「不安を意識する」ことです。

では、いったい平常心を保つために、どんな「不安」を意識したらいいのでしょうか。わたしは、「不安」には次の5つの要素があると考えています。

①余裕がないとき
②自信がないとき
③予期しないことが起きたとき

④体調が悪いとき
⑤環境が悪いとき

時間に余裕がないときや自信がもてないときは当然、不安が頭をもたげてくるはずです。初対面の人に会うときや、体調や環境が悪いときは、不安が交感神経を高め、副交感神経のレベルを下げるため、いつもの実力が発揮できないものです。いずれにしても、この5つの「不安の要素」に出会った瞬間に自律神経がみだれ、いままでできあがっていた「軸」があっけなく崩れさってしまうのです。

そういった場合に大切なことは、まず「不安の根源」をあきらかにすることです。「初対面の人に会うのに、時間に余裕がなく、体調もすぐれない」となったら、あなたの自律神経はみだれたままパニックに陥るにちがいありません。でも、もし事前に意識していたら、あなたの不安は半減するはずです。

そのうえで3つの不安のうち、体調を整え、時間を調整することができたら、あなたの不安はほぼ解消したも同然なのです。

33 笑顔は一瞬で副交感神経を上げる。

笑顔は、相手にだけでなく、自分にもよい効果をもたらします。笑うことには、みだれた自律神経を一気に引きもどす効果があるのです。

笑顔といっても、満面の笑顔である必要はありません。ほんの少しほほ笑むだけでも効果はあるのです。わたしは実際にいろいろな表情をしたときの自律神経の状態を計測、比較するという実験をしたことがあります。その結果、おどろくべきことに、口角を上げてニコッと笑うと副交感神経の数値がぐんと上がるということがわかりました。

心からの笑顔はもちろんのこと、たとえつくり笑顔であっても副交感神経の数値は上がったのです。仮説ですが、おそらく口角を上げるという動作が顔面筋の緊張をほぐし、心身にリラクゼーションをもたらすのではないかと思っています。

本人の笑顔だけではありません。周囲の人の笑顔も副交感神経を上げる効果があります。医師という立場で患者さんと接していると、そのことを痛感させられます。

笑顔で接すれば患者さんも笑顔になり、深刻な表情で接すれば患者さんも深刻な気持ちになる。表情が変われば自律神経のバランスが変わり、自律神経のバランスが変われば血行や免疫力が変化します。深刻な顔をして診察室に入ってきた患者さんが笑顔になって帰っていく。それができればその日の治療は成功といえる。わたしはそう考えています。

実際に軽い疾患であれば、不安が取りのぞかれるだけで患者さんの状態はどんどんよくなっていくものです。笑顔にはそれほどの効果があるのです。

笑顔は副交感神経を上げる。このことをしっかりと頭に入れておくだけで、あなたの人生は成功したといっても過言ではありません。

34 カチンときたらあえてゆっくり話す。

怒るということは相手に強い不快感を与えます。それでも相手が変わってくれればまだいいのですが、怒られた相手は身がまえて話が頭に入っていかなくなるので、怒ってもたいていなにも変わりません。しかも、怒ると、自律神経のバランスが非常にみだれますから、相手のみならず、自分もそうとう不快な思いをすることになります。いったんみだれた自律神経は尾を引きますから、怒ることは本当に、なんの得にもなりません。自分にもまわりにもデメリットしかないのです。

わたしは、カチンときたときほどゆっくり話すようにしています。怒りそうになったときほど、とくに意識して、ゆっくり、丁寧な言葉で話すのです。怒っても、誰も幸せになりません。なにかミスをしたときは、本人も気づいていることが多いのです。その時点で反省し、謝ろうとしている人を怒鳴ってしまうことはよくありません。立ちなおれないくらいのショックを与えてしまいます。たとえば、こちらの都合を考えずに、自分のペースだけで、ばーっといいたいことをいい、仕事をふってくる人がいたとします。あるいは、いくら丁寧に頼んでも、それをまったく聞いておらず、抜けだらけの仕事をあげてくる人がいたとします。わたしも人間ですから内心ではやはりカチンときますが、そういうときほど、あえていつも以上にゆっくり、優しい言葉で話すようにするのです。

怒ると、交感神経が過剰に高まり、血管が収縮します。血管が収縮すると血球破壊が生じるので、血液はドロドロ。怒れば怒るほど血液はドロドロに汚れ、末梢血管の血流は悪くなります。結果、自律神経のバランスはみだれにみだれる。「頭に血が上る」とは、まさにこういう状態をいうのです。

そんなとき、ゆっくり話すと、自分の自律神経も安定しますし、その場の雰囲気もよくなります。しかも、スムーズに相手にも自分のミスを自覚してもらえることが多いです。

カチンときたら「ゆっくり話す」をまずは、あなたが実践してください。あなたのまわりから「ゆっくり」の波を広げていってください。そうすれば、あなたもあなたのまわりもいまよりずっと幸せになれるはずです。

誰かがミスをしたら、怒る前に検証しましょう。

・余裕がないのか
・自信がないのか
・予期しなかったことが起きたのか
・体調が悪いのか
・環境が悪いのか

「失敗」の検証を次のステップへの土台にすることができれば、あなたもあなたのまわりの人も大きく成長することができるのです。

35　予定は紙の手帳に手書きで丁寧に書きこもう。

わたしは手帳に予定を記入するとき、できるだけゆっくり、きれいに書く、ということを心がけています。これは本当に不思議なのですが、そうやって手帳の予定欄をきれいに記入すると、予定どおりにスムーズに物ごとが進みます。逆に、予定をがーっと乱暴に書いた日というのは、スケジュールがみだれ、うまくいかないことがほとんどなのです。

ですから最初はちょっと面倒だなと思っても、意識して、きれいに丁寧にスケジュールやＴｏＤｏを手帳に書くようにしてみてください。自律神経を整えるために、手書きで書くことをおすすめします。

急いで文字を汚く書きちらしていては、自律神経はやはりみだれがちになります。手書きでゆっくりと丁寧に文字を書くことでおどろくほど気持ちがおだやかになり、自律神経のバランスが理想的な状態になっていきます。丁寧に文字を書くことは、ふだんの行動にいつでも取りいれることができます。文字を書くことが減ったからこそ、ぜひ丁寧に、ゆっくりと文字を書いてみてください。心が整って、集中力も増していくはずです。

きちんとした時間管理は自律神経を整える最高のコツです。手帳がきれいになったとき、みなさんの自律神経は整い、無駄な時間も減り、生活リズムもよくなっていることでしょう。

36　1週間に1日はなにもしない日をつくろう。

1週間に1回、なにも予定を入れないで早く家に帰る日もつくっていただきたいなと思います。

休日以外の1日、つまり平日の1日だけ、夜になにも予定を入れない日をつくる。そうすることで、みなさんの自律神経はとてもいいバランスにリセットされるからです。わたしももちろんそうですが、毎日無意識に過ごしていると、いつのまにかいつも時間に追われているようなバタバタ、セカセカした気分になり、生活のリズムもどんどんせわしなくなってしまいます。そうすると、副交感神経の働きが下がり交感神経が極端に優位になって、自律神経のバランスはみだれっぱなしになってしまう……。でも、それは現代社会においては仕方のないことかもしれません。そこで、それをうまくリセットするために、1週間に1回、なにも予定を入れない、ゆっくりした自分を取りもどし、自律神経のバランスを整える「リセットデー」をつくることを、おすすめしたいのです。

2週間に1日、あるいは1ヶ月に1日でもいいのです。なんの予定も入れない日をつくり、それを手帳に書きこむ。人というのは不思議なもので、それをするだけで、なぜか「ああ、この日はゆっくりできるな」とほっとひと息つけて、心に余裕が生まれてくるのです。自分で意識してつくったひとりの時間は、自律神経を整えてくれるだけでなく、自分を見つめなおすことができる時間でもあります。ですから、週に1日、あるいは月に1日だけでもそうした時間をもつことは、そのほかのすべての時間も、より豊かで充実したものに変えてくれるのです。

37　休日に目的をつくろう。

貴重な休みをさらに充実させるため、休日に目的をつくりましょう。たとえば、休みの日に好きなゴルフや趣味を楽しむ。あるいは、美術館に行ったり旅行を楽しんだりする。そういうふうに、どんなことでもいいので、休日になにかひとつテーマ＝目的をつくることは、自律神経のバランスも高めますし人生の充実のためにも非常に有効です。

翌日からの1週間をさらに充実させるためには、休日最終日の夜の過ごしかたが一番のポイントになってきます。休日最終日の夜は、明日からの1週間の準備をすることをおすすめしたいのです。

べつに難しいことをする必要はありません。手帳を見ながら、翌日からの1週間の予定をチェックする。それから翌日の服装ともちものを準備し、できれば軽いストレッチをして体をほぐす。これだけでいいのです。時間もそれほどかからないでしょう。

こうすると心に余裕が生まれます。「わたしはこんなに準備万端だし、余裕がある」。その意識が自律神経のバランスを整え、休み明けの朝、気持ちよくその1週間のスタートを切ることができるはずです。

4章　体調が整う

38 質のよい血液のために腸内環境を整える。

脳と腸は太いパイプでダイレクトにつながっています。そのため、脳で感じたストレスは自律神経を通じてダイレクトに腸に伝わるため、便秘や下痢など病気の原因になる場合があるのです。つまり、腸内環境を整えることは自律神経を整えることにもつながるのです。

血液の質は腸内細菌のバランスによって決まります。通常、腸内には善玉菌が2割、悪玉菌が1割、残りの7割は腸内環境によって善玉菌にも悪玉菌にもなる日和見菌と呼ばれるものです。腸内環境を整え、乳酸菌などの善玉菌を増やせば、栄養分を吸収した血液は質のよい血液となります。「質のよい血液」はよい血流を生みだし、自律神経のトータルパワーを高めてくれるのです。

腸内環境を整え、血流をよくすると「体幹」が整います。

「体幹」とは、頭や手、足などを除く部分のこと。この部分は背骨と数多くの筋肉に覆われ、体をコントロールするうえでとても大事な部位です。

外科医であるわたしは「体幹」と呼ばれる部位の中身を、手術をとおして実際にこの目で見ています。「体幹」は背骨と内臓器官以外はまったくの空洞にすぎません。空洞をいったい、どうやってきたえればいいのでしょうか。腸には筋肉がありますが、内臓自体は筋肉ではありませんから、筋力を高めるためのエクササイズだけをしても、本当の体幹の安定は得られません。本当の意味での「体幹トレーニング」とは、具体的な部位だけをきたえるのではなく、「腸内環境も整え、血流をよくすること」、それに尽きます。

腸内環境を整えることできれいな血液が生まれ、血流が整えられることで自律神経をコントロールして、腸内がスムーズに流れると血流もスムーズになって、何歳になっても健康で前向きな生活が送れるようになるのです。

39 乳酸菌を意識的にとる。

腸内トラブルの最たるものが便秘です。交感神経が過剰だと「腸が動かなくなるタイプの便秘」になり、副交感神経が過剰だと「腸が収縮するタイプの便秘」になります。いずれにしても、自律神経のバランスが崩れると、頑固な便秘になることはまちがいありません。便秘を解消するには、自律神経のバランスを整えることと、ビフィズス菌や乳酸菌をとって腸内の善玉菌を増やすことが大切です。善玉菌を増やせば、栄養分を吸収した血液は質のよい血液となります。

「質のよい血液」はよい血流を生みだし、自律神経のトータルパワーを高めてくれるのです。ですから、自律神経が崩れたときは腸内細菌のバランスをよくする乳酸菌やビフィズス菌を意識的によくとって善玉菌を増やすと、血液がきれいになり、自律神経のバランスもよくなるのです。そうすると、血流が改善され、毛細血管まできれいな血液が流れるので、腸管での栄養吸収もよくなり、肝臓や心臓、腎臓の状態もよくなります。

40　屈伸と体幹回転で整う。

「細胞の一つひとつに質のいい血液が流れていれば、人は健康で充実した人生を送ることができるセル・エクササイズ」は、この考え方をもとに生まれた画期的なエクササイズです。自律神経を整えるためのセル・エクササイズをいくつかご紹介します。

眠気やだるさが抜けないときは、体幹を回転させながら、肩、腰、ひざにタッチすることで体をほぐし、嫌な気分を振りはらってください。このエクササイズで交感神経が高まり、心と体が目覚めます。自律神経を整え、体幹をきたえ、今日も1日、充実した気持ちで仕事をはじめましょう。

〈屈伸&体幹の回転〉

①軽くひざを曲げて、両肩にタッチ。

足を肩幅の間隔に開き、ひざを軽く曲げます。体幹を左に回転させて右手で左肩にタッチ。同様に右に回転させて左手で右肩にタッチします。

腰を落として、腰骨にタッチ。

さらにひざを深く曲げ、体幹を左に回転させて右手で左の腰骨にタッチ。同様に右に回転させて左手で右腰骨にタッチ。

以上を4回繰りかえしましょう。

②深くひざを曲げて、両わき腹にタッチ。

先ほどよりもやや深くひざを曲げます。体を左に回転させて右手で左わき腹にタッチ。同様に右に回転させて左手で右わき腹にタッチします。

41 かかと、つま先上げ下げで整う。

長時間椅子に座っていると、どうしても足がむくんでしまいがちです。そのままにしておいたら、エコノミークラス症候群になる恐れもあります。そんな場合に有効なのが、「かかと&つま先の上げ下げ」のエクササイズです。このエクササイズを取りいれることでとどこおりがちな下肢の血流を促進させ、ふくらはぎや足首のむくみ解消に役に立ちます。末端まで血が行きとどくので、冷え性でお悩みのかたにも効果的です。

同時にバランス感覚を養うにもピッタリ。休憩時間にリラックスを兼ねて試してみてはいかがですか。

①つま先の上げ下げ

両足を肩幅に開いて、足のつま先を動かします。すねの筋肉を意識しながら、つま先を上げ下げ。これを8回繰りかえしましょう。

②かかとの上げ下げ

両足を肩幅に開いて、まっすぐ立ちましょう。ふくらはぎの筋肉を意識しながら、かかとの上げ下げをおこないます。これも8回繰りかえしましょう。

42　かかとタッチで整う。

「かかとタッチ」は、かかとを斜め後ろから蹴りあげるので、ふだんあまり使っていないお尻や下肢の筋肉をきたえることができます。ここでも、体幹をまっすぐにキープすることが大切です。慣れないうちはスムーズにタッチできないかもしれませんが、繰りかえすうちにリズミカルにできるようになります。ヒップアップにも最適です。

同時に「開脚もも上げ」もおこなうと下半身全体の強化やヒップアップにも効果的です。暑さや寒さが厳しい季節には、とくにこういったエクササイズでコンディションを整えてから外出する習慣をつけてください。

〈かかとタッチ〉

①足を肩幅の間隔に開き、胸をはってまっすぐ立ちます。両手は軽く広げ、顔は正面を向きましょう。
②右足を左手に向かって蹴りあげ、左手で右足のかかとにタッチします。前かがみにならないように、まっすぐ前を向いておこなってください。
③蹴りあげた右足を下ろして、もとの姿勢に。体が前かがみにならないように注意してください。背筋を伸ばしてまっすぐ立ちましょう。
④左足を右手に向かって蹴りあげ、右手で左足のかかとにタッチします。
以上のエクササイズを8回繰りかえしましょう。
〈開脚もも上げ〉
①足を肩幅の間隔に開き、まっすぐ立ちます。両手は肩の高さまで上げひじを90度の角度に開き、両手を上に向けます。
②左足を開脚しながら高く上げ、両手をももの下にもっていき、手を「バン！」と勢いよくたたきます。足はなるべく横に開きましょう。
③左足をもとにもどして姿勢を整えます。再び両手を肩の高さまで上げ、ひじを

もう一度、90度の角度に曲げましょう。

④右足を開脚しながら高く上げ、両手をももの下にもっていき、手を「バン！」と勢いよくたたきます。

左右交互に8回おこないましょう。

43 手首ロックの首まわしで整う。

どんなに忙しくても、わたしは定期的に休憩をとるようにしています。リフレッシュできる時間をもつことで、心に余裕が生まれ、集中力がアップするからです。1時間単位でも、休憩は大切です。45分集中したら、15分休む。その15分の間に取りいれてほしいのが、「首まわし」のエクササイズです。首をゆっくりまわすことで頭と胴体をつないでいる頸部にある圧受容体が反応して、たちまち副交感神経が高められます。

たったこれだけのことで全身の血のめぐりがよくなり、肩こりや頭痛が改善されますから、ぜひこのエクササイズを取りいれてみてください。その場合、手首をロックすることが大切です。手首をロックすることで、首まわりの筋肉を効果的にストレッチすることができ、首の可動域が広がるはずです。「首まわし」エクササイズをすることで、効率がさらにアップするはずですよ。

①背筋を伸ばした姿勢で椅子に座ります。腕を体の前でまっすぐ伸ばし、両手首をクロスさせます。肩に余計な力が入らないよう注意しましょう。

②①の姿勢を保ったまま、首を時計まわりにゆっくりまわしましょう。手首をしっかりロックして首をまわすのがポイントです。まわし終わったら、今度は反対方向にまわします。

これを3回繰りかえしましょう。

44 タッピングで整う。

朝から仕事や家事をこなし、何度か緊張する場面も乗りこえてきたあなた。その疲労感を取りのぞくのが、頭や顔のツボを軽くたたく「タッピング」です。「タッピング」は、副交感神経を活性化させるとともに、筋肉や内臓に負担をかけずに血流をよくすることができます。コツは、3本の指を使って優しくたたくことです。タッピングしているうちに緊張から解放され、心身ともにリラックスすることができます。オフィスやカフェなどでも手軽にできることが強みですね。

①背筋をまっすぐ伸ばした姿勢で椅子に座り、人差し指・中指・薬指の3本で、側頭部からおでこへと、優しくたたいていきます。指3本を使って、頭を優しくたたきましょう。

②眉間→眉の下→目の周辺→鼻の下→あごのあたりの順番に、30秒かけて、優しくタッピングしましょう。心地よく感じる場所をたたいてください。顔全体がリラックスします。

45　脱力ストレッチで整う。

ゆっくりお風呂につかり、ベッドに入ったあなた。明かりを消して眠る前におすすめするエクササイズが、ベッドの上でもできる次の4つのエクササイズです。呼吸に合わせてひざと手をゆっくり動かす「両ひざたおし」は、股関節とインナーユニットの緊張をゆるめてくれます。「骨盤ゆらし」は、骨盤や背骨、股関節を調整します。猫背、腰痛、体のゆがみが気になる人は、かならず取りくんでほしいエクササイズです。「背骨&肩甲骨ほぐし」は、ただ腕を伸ばすのではなく、肩甲骨から腕が伸びるイメージでおこなってください。肩甲骨が左右にしっかり開きます。肩こりに悩む人におすすめです。

そして最後に「全身ストレッチ&脱力」。全身の筋肉をリラックスさせ、セルフマッサージにもなります。お風呂で緊張がほぐれた体を寝る前にしっかりケアすることで、かならず安らかな睡眠が訪れるはずです。

〈両ひざたおし〉

①息を吐きながら、両方のひざをゆっくり右にたおします。ひざをたおしながら上を向いている手のひらを下にかえしましょう。

②息を吸いながらひざを起こし、息を吐きながらひざを左にたおしましょう。手のひらはひざをたおしながら上に向けましょう。

以上を2回繰りかえしてください。

〈骨盤ゆらし〉

①あおむけに寝て、両腕を真横に広げます。手のひらは上に向けましょう。おなかの力を抜いた状態で、ひざを90度に曲げます。

②体全体の力を完全に抜いた状態で、骨盤を左右にゆらします。力むと気持ちよく感じられないので、骨盤の動きの反動のみでゆらしてください。腰を床につけて、あおむけに寝てください。腕は軽く開いた状態で、腹筋もリラックスさ

せましょう。

〈背骨&肩甲骨ほぐし〉

①あおむけになり、息を吸いながら両腕を上に伸ばします。腕は完全に伸び切るまで伸ばしましょう。肩甲骨が開いているのを意識してください。

②息を吐きながら、手のひらを胸の上に落とす感覚で腕を一気に下ろしましょう。このとき、ひじが床にぶつからないよう注意しましょう。

〈全身ストレッチ&脱力〉

①あおむけに寝て、両腕を思いきり伸ばします。そのとき、手首はしっかりクロス。同様に足の親指同士も重ねて、息を吸いながら全身を伸ばしましょう。

②息を吐きながら、一気に全身の力を抜きましょう。「全身を伸ばす=緊張」、「力を抜く=脱力」を5回繰りかえします。

46　外関ツボ押しで整う。

ベッドに入ってもなかなか安らかな眠りが訪れない場合にぜひ試してほしいのが、このエクササイズ。「外関のツボを押す」だけで副交感神経のレベルが上がり、やがておだやかな眠りが訪れるはずです。

もし「不眠症」で悩まれていたら、昼間「集中して歩く」ことをおすすめします。20分、30分でかまいませんから、「歩く」という行為に集中してください。そうすることによって睡眠に必要な「セロトニン」というホルモンが体内でつくられ、それが「メラトニン」となって眠気を誘うのです。休みの日には、朝夕の散歩も、ぐっすり眠るためには必要なエクササイズです。

〈外関の見つけかた〉

①手首を反らしたときにできるシワの部分に、反対の手の薬指・中指・人差し指の3本を添えます。
②人差し指の下で、ちょうど腕の幅のまんなかあたりに押して気持ちいいと感じる場所があります。そこが「外関」のツボです。
背筋を伸ばした姿勢で椅子に座り、息を吐きながら、外関ツボを5秒間押しましょう。左右のツボをしっかり押さえてください。

47 背中ほぐしで整う。

交感神経が上昇し、首や肩の周辺の筋肉が緊張してかたくなると、肩こりや頭痛が起こります。

血管の収縮が筋肉の緊張を呼びおこすのです。

習慣となっている肩こりや頭痛を改善するには背中をほぐすことが重要です。

そこでおすすめしたいのが「肩甲骨まわし」のエクササイズ。

この「肩甲骨まわし」のエクササイズは、たんに肩をまわすだけのストレッチとちがい、腕全体を使うことで筋肉により刺激を与えることができ、凝り固まった背中の筋肉を根本からほぐすのに効果的です。

肩こりや背中の痛みに即効性があるだけでなく、女性はバストアップにも期待がもてますよ。

①肩甲骨の動きを意識して、胸の前で手首をクロスさせます。クロスさせたときに猫背になったり、前かがみになったりしないようにしましょう。

②手首をクロスさせたまま腕を高く上げ、めいっぱい全身を上に伸ばします。この動きを4回繰りかえしましょう。

③肩幅ぐらいに足を開き、息を吸いながら腕を高く上げ、頭の上で手首をクロスさせます。上から引っぱられるようなイメージで、手を上に伸ばしましょう。

④③の姿勢から、手のひらで半円を描きながら両腕を左右に開きます。ひじは後ろに引いて胸を張りましょう。

⑤腕を前に出して、胸の前で手首をクロスさせます。肩甲骨が開くのを意識しながら、姿勢はまっすぐのままで。

⑥クロスさせた手首はそのままにして、腕をまっすぐ伸ばします。肩の高さをキープ。この動きを4回繰りかえしましょう。

⑦足を肩幅ぐらいに開き、まっすぐ立ちます。腕を床と平行に伸ばし、手のひら

を下に向けて手首をクロスさせましょう。

⑧両腕を曲げ、ひじを大きく後ろに引きます。肩甲骨がグッと寄っていくのを感じてください。

体が前かがみにならないよう気をつけましょう。

48 手首ゆらしで整う。

冷え性も自律神経が大きくかかわる症状のひとつです。「冷え性は万病のもと」といわれ、肩こり、不眠などさまざまな症状を呼びおこします。原因は食生活のみだれや過度のストレス、冷暖房がききすぎた環境で体温を調節する機能が鈍くなることなどがあげられます。冬場の極端な重ね着も冷え性の原因となりますから気をつけてください。

これらの生活習慣を見直すと同時に、次の3つのエクササイズがおすすめです。まず「全身の回旋」のエクササイズで体幹をほぐしましょう。肩甲骨から指先まで刺激が伝わるのをイメージしながらおこなってください。この「指先までの刺激」が血流をうながし、末端の体温を徐々に高めていきます。

「腕伸ばし」では前腕から肩甲骨周辺の筋肉をゆるめます。ストレスの緩和にも役立つので、仕事でひと息つきたいときにやってもいいですね。

最後に「手首ゆらし」のエクササイズで腕と肩関節の可動域を広げましょう。一見軽く手をゆらしているだけですが、手から肩の筋肉にダイレクトに刺激が伝わるので、やっているうちに体がじんわり温まるはずです。ぜひ、この「体のポカポカ」を実感してみてください。

〈全身の回旋のエクササイズ〉

①肩幅ほどに足を開き、両腕を上に伸ばし、手首をクロスさせます。この姿勢で、手をグー・パーさせながら、全身を大きくまわします。遠くのものをつかむ感覚でおこなってください。1回転したら、今度は反対方向に1回転させましょう。

〈腕伸ばし〉

①椅子に座って背筋を伸ばします。右手を腕のつけ根から首の下にとおして横に伸ばし、左手首をつかみます。左手の親指・人差し指・小指を立ててから、胸

の高さまで上げます。左ひじを後ろに小刻みに10回引きましょう。
②左右の手を逆にします。右手は①と同様に3本の指を立てて、右ひじを小きざみに10回引きます。手首をつかむときは、小指と薬指で挟むようにつかみましょう。

〈手首ゆらし〉

①椅子に座って背筋を伸ばします。左手で右手首をピンポン球を包むように優しく握り、手首をブラブラさせながらゆらします。手首を強くつかまないよう注意しましょう。左手首も同様におこないます。

49　おなかつかみ骨盤まわしで整う。

体のほぼ中心に位置し、上半身を支える骨盤。この骨盤にズレが生じると、腰痛や冷え性の原因になったり、女性では生理不順や生理痛の原因になったりします。骨盤がきちんと整っていれば、これらの疾患で悩まされることはありません。「わき腹つかみ骨盤まわし」「おなかつかみ骨盤まわし」のエクササイズでは、骨盤底筋をきたえることによって本来の位置に骨盤をもどす作用があるだけでなく、大腸や小腸の腸管にもしっかり刺激が与えられます。

ここで大事なのは、腰をつかむ手の位置を正確にすること。正しい位置をつかまないと効果的ではありません。ユラユラ骨盤をゆらす「骨盤ゆらし」は猫背や反り腰などでゆがんだ骨盤や背骨を正しい位置にもどすエクササイズです。こちらも1

日の終わりに試してみてください。

①足を肩幅に開いて左手で肋骨の下、右手で腰骨の上をつかみ、ゆっくり時計まわりに8回まわしたら、今度は反対方向に8回まわします。終わったら、左右の手の位置を変えて、同様に骨盤をまわしましょう。

②腰を床につけて、あおむけに寝てください。腕は軽く開いた状態で、腹筋もリラックスさせましょう。

③体全体の力を完全に抜いた状態で、骨盤を左右にゆらします。力むと気持ちよく感じられないので、骨盤の動きの反動のみでゆらしてください。

5章　人間関係が整う

50　人生の操縦桿はつねに自分でもとう。

自律神経をみだすことなく、自由に生きていくうえで押さえておきたいことがあります。それは「自分でコントロールできること」だけに集中すること。なぜなら、人がストレスを溜めるときは、自分でコントロールできないことに振りまわされていることがとても多いからです。

たとえば朝の通勤電車。遅刻ギリギリで飛び乗ったら運悪く遅延していて、車内はぎゅうぎゅう詰めという場合があります。これでは朝から不快なストレスにさらされて、交感神経が上がりっぱなし。でも、電車の遅延自体はコントロールできません。そこで、家を30分早く出るといった、自分でコントロールできることに集中するというわけです。

日ごろから「コントロールできる要素」と「コントロールできない要素」にわけて考えてください。すると、たとえいまの状況が最悪に思えても、余計な雑音に心をみだされることなく、自分ができることだけに集中できます。

「自分でコントロールできること」だけを突きつめると、人生の操縦桿を自分でしっかりにぎっているような感覚で生きていくことができます。これこそ、自由に生きるための前提となる姿勢であり、考えかたなのです。

51 「ゾーン」に入って自分軸を確立する。

みなさんは集中力が極限まで高まったとき、あとで振りかえって自分でも信じられないような高い能力や結果を出した経験はありませんか？

じつはこれが「意識せずとも体が勝手に動く」状態で、わたしたち外科医はこの状態を「ゾーンに入る」といいます。

世界のホームラン王・王貞治選手が、好調時には「ボールの縫い目まで見える」といっていた、まさにあの状態のことです。この状態になると、周囲の不必要な景色や雑音が消え、感覚が研ぎすまされ心を整える必要はなくなります。しかも、一点だけが見えているわけではなく、周囲もきちんと見えている。

医学的には交感神経と副交感神経の両方がハイレベルで高まったときに出現しや

すくなります。交感神経が極限まで高まったときの「集中」と、副交感神経が極限まで高まったときの「リラックス」した状態が、絶妙のバランスで混ざっているというわけです。

これは人間なら本来誰もが備えている力です。自分の思い通りになる力を発揮するための大前提は、交感神経も副交感神経も高いレベルで安定しているということになります。

人間は、プレッシャーを感じて入れこみすぎると、副交感神経以上に交感神経だけが高くなる場合があります。そうすると、周囲が見えなくなるブラック・ゾーンに入ってしまうのです。ブラック・ゾーンに入ると余裕がなくなり、最高のパフォーマンスを出すことができなくなります。焦りからますます余裕を失くし、動きが慌ただしくなり、副交感神経がドンと低下してしまいます。すると、ますます墓穴を掘っていくことになってしまうのです。

ときには「負けられない戦い」もあります。そういう「決戦」に臨むときには、誰しも「ゾーンに入る」のが理想的です。ゾーンに入るために必要なことはなによりも自律神経の安定なのです。

ゾーンに入るということは、自分に「軸」をもつということだとわたしは考えています。自律神経を整え、体幹をきたえ、ストレスを消す。そうすると自分軸というものがつくりだされてきます。

自分軸をもつとは、すなわち「第三者的に冷静に自分を見つめられる」境地に自分を置くことです。それができるようになれば、もはや自律神経がみだれることはありません。

52　時間をコントロールするのはあなた。

時間をうまくコントロールしている人は、時間をいっさい無駄にしません。もちろん優先順位を考え、スケジュール管理はおこないます。しかし、それ以上の時間管理のノウハウにはとらわれません。それよりも、徹底的に時間を無駄にしないように行動するのです。

たとえば5分時間が空いたら、本を開き、身のまわりを片づけます。ぼんやりすることもありますが、それも休もうと意識しておこないます。つまり、だらだらと無為に過ごしてはいけないのです。

わたしがいいたいのは、これは誰にでもできるということ。いきなりすべてを変えることはできませんが、時間についてマイルールを決め、ひとつだけ実行することは誰にだってできるでしょう。毎朝かならず10分間ウォーキングをする、電車に乗ったらスマホを見るのではなく本を読む……。どんなことでもいいので、とにかく時間のむだ使いをしないことを決めましょう。たったそれだけで、実行するうちに時間のコントロールがどんどんうまくなっていくはずです。

53　流せる人になろう。

大きな悩みや問題をかかえてしまった場合は、それをうまく「流せる」ことも必要です。

わたしは数年前、たまたま検査したときに食道・胃・十二指腸の上部消化管という場所に腫瘍が見つかり、肝を冷やしたことがあります。幸いにも良性の腫瘍でしたが、これが悪性だったらと思うと、早期発見とはいえショックは大きかっただろうと思います。

そのとき、わたしは悪性のがん宣告を受けた患者さんの気持ちをありありと想像することができました。そして、これを真正面から受け止めてしまうと、人によってはショックが大きすぎて余計に症状が悪化しかねないなと感じたのです。

見ないふりをしようといっているのではありません。むしろ、ショッキングな事実をしっかり受け止めていくために、あえて流せることは流そうということをわたしはいいたいのです。

たとえばこの場合は、悪性の腫瘍が見つかったという「過ぎさったこと」はさっさと流して、いまできることに専念することがもっとも大切なこととなります。

このような「流せる人」になると、人生がうまくいくのはもちろんのこと、実際にストレスが減ることで、文字どおり血液もサラサラと体内を流れるようになります。

結果、健康も人生もうまくいく状態に近づけるのです。

54 さっさとあきらめてストレスから身を守る。

毎日忙しく活動していると、ときに思わぬトラブルにみまわれるもの。でも、これをはじめから「起こるもの」として行動していれば、余計なストレスを溜めずに、そのつど、最適な行動をとることができます。

たとえば、一方の仕事にトラブルが起きたことで、もう一方の仕事に支障が出そうなとき。そんなときはどうしても気持ちが焦ってしまい、「とにかくなんとかしよう」とがんばってしまうのが一般的な反応だと思います。その結果、ふたつとも中途半端な取りくみかたになって、余計に状況を悪くしてしまうことはよく起こりがちです。

そこでわたしは、そんな場合はトラブルが起きた仕事だけに集中し、もう一方の仕事は謝って少し延ばしてもらうといったお願いをすることにしています。要は「さっさとあきらめる」わけです。トラブルが起きたときほどひとつのことに全力を集中し、ひとつずつ着実に片づけていくことが大切なのです。

最終的にしっかりと仕事を片づけると、多少遅れたことも挽回できるし、大切な信頼も失いません。そして、元気な体で次の仕事に臨むことができます。

この「さっさとあきらめる」という考えかたは、急激なストレスから自分の身を守る方法でもあるのです。

55 怒らない。イライラしない。

「怒りやすい性格」が病気を引きおこすことは、医療に従事する人ならみんな経験的に知っています。怒りと病気との関連性はまだあきらかになっていない面も多いのですが、怒りがストレスに結びつきやすいことを思えば、自律神経のバランスがみだれることで病気を引きおこす可能性は十分高まるといえるでしょう。

よく風邪やインフルエンザにかかる人は、疲れていたり忙しすぎたりするからだと思われがちです。もちろん、そうした面はあるのですが、実際は疲れているから怒りっぽくなり、忙しすぎるためにイライラしていることが原因となることが十分に考えられます。怒ってイライラすると自律神経のバランスが激しくみだれますが、これにより体内の免疫システムが正常に働きにくくなります。なぜなら、免疫のなかでもっとも働いているのは白血球ですが、自律神経はまさにこの白血球をコントロールしているからです。イライラすることで交感神経が高まると、まず白血球に含まれる「顆粒球」が増えていきます。この顆粒球、ふだんは細菌などを排除してくれるのですが、増えすぎると体内にある必要な常在菌まで攻撃し、病気に対する抵抗力を弱めてしまうのです。加えて、顆粒球は死ぬときに大量の活性酸素を出し、体にダメージを与えることも見逃せません。ほかにも白血球に含まれるリンパ球が減ってしまいます。このリンパ球こそ、がん化した細胞を攻撃する役目を担っているのです。

イライラすることで風邪をひくくらいならまだいいですが、重大な病気につながる可能性が高まるので、やはり怒らないことはとても大切な病気の予防法といえるのです。

それでも、ときには何度も何度も心によみがえってくるような、なかなか抑えられない怒りを感じることもあると思います。そんなとき、わたしがおすすめする方法は、しつこい怒りは「心の引きだし」に収めること。これは怒りと戦うのではなく、解決すらもせず、ただ保留するということです。

　怒りを心の引きだしにしまうようすを想像してもいいですし、一度紙に書きだしてみて、実際に引きだしにしまってもかまいません。とにかくいったん怒りを保留して、ほったらかしにするのです。そうして怒りを手放すことで、まずあなたの大切な体をストレスから守ることができます。また、いったん怒りから身を離すと、しばらくたつと解消しやすくなっていたり、場合によってはあれほど溜まっていた怒りがどうでもよくなったりするものなのです。いずれにせよ、怒りにまかせて感情を爆発させていては、それこそ怒りの思うツボ。どうしても抑えられない怒りは、無理に解消するのではなく、いったん心の引きだしにしまってみると、よりよく人生をコントロールすることができるでしょう。

　それでも怒りを感じてしまう。そんなときは、いま感じている怒りはたんなる自律神経のみだれのせいだとして、もうあきらめてしまうことです。事実、その苦しさは交感神経が極度に高まって自律神経のバランスがみだれたために引きおこされているものです。あなたの我慢が足りないことや、気持ちの弱さなどが原因ではありません。

どうしようもない怒りを感じてしまったときは、怒りをあきらめて、楽しいことだけを考えるのです。無理になにかを感じなくてもいい。気のあう人とおしゃべりするだけでいいのです。

なるべく楽しいことだけをして過ごしていると、やがて副交感神経が高まって怒りを上手に手放していくことができるはずです。

56 ネガティブな言葉から離れる。

ポジティブな言葉を本で読んだり、つぶやいたりしていると気分がよくなるものですが、健康にもとてもよい効果をもたらしています。日常のなかの「ありがとう」というささやかな感謝の言葉や、本を読んでちょっとしたポジティブな言葉に触れるだけでも、脳内ホルモンと呼ばれる神経伝達物質のドーパミンが分泌され、副交感神経を活性化させてくれるのです。結果、血流がよくなって体の調子が整ってきます。

逆に、愚痴や悪口などのネガティブな言葉をつぶやいたり聞いたりしていると、アドレナリンが分泌されて体は緊張状態に。これは体がストレスを受けているためで、当然交感神経の働きが高まり、血管が収縮して血圧が上昇していきます。つまり、ネガティブな言葉に囲まれていると、長期にわたる場合は心身に異常をきたし、動脈硬化や心筋梗塞の発症にもつながりかねないのです。

最近ようやく受動喫煙の害が指摘されるようになりましたが、言葉も同じで、じつは愚痴や悪口を周囲から浴びているだけでも、健康にとってかなり害がありま す。ネガティブな言葉を発する人からはなるべく離れて、自分の身は自分で守るように心がけましょう。

57　嫌なことを我慢しない。

自由に健やかに生きている人は「嫌なこと」を我慢していないのです。つまり、我慢する時間やエネルギーを自分の好きなことだけに使っているというわけです。
「それは我慢といわないでしょう」と思う人は、日本的な忍耐や辛抱といった価値観にとらわれすぎている可能性があります。たしかに、忍耐などはむげに否定すべきものではなく、日本人の美徳をかたちづくる要素です。しかし、なにごとも忍耐がすばらしいとする価値観が、職場や家庭で無用なストレスをまねき、心身を疲弊させているのです。

自由に生きている人たちは、このことをかなり意識しています。たとえば、仕事で行きたくない飲み会に誘われても、彼らは行きません。「上司がいるから」と嫌々我慢して参加しても、自分はもとより、まわりにとっても楽しくない気持ちしかもたらさないと知っているのです。

わたしは、好きなことのためにする我慢こそが、本当の忍耐や辛抱だと思っています。それを実践している人が、自分のもてる力を存分に発揮でき、ますます自由に生きていくことができるのです。

58 余計なひと言をいわない。

ときどき周囲の人を見ていると「自分から余計なことをいっているのではないかな?」と感じることがあります。たとえば、上司の趣味が話題にのぼったら、すぐに「いいですね」「それは面白そうですね」と食いついてしまう人。上司に好かれたい気持ちはわからないでもないですが、そうした人は結局「なら、君も一緒にやろう」と誘われて、断れないままずるずるとやりたくないことを続けるハメに陥りがちです。いったんそうなると、今度は断った場合に印象を下げてしまうので、最初から反応しないほうがよほどマシなのです。

会議でも友人同士の会話でも、余計なことをいったがために余計なことをするハメになり、結局まわりに愚痴ばかりもらしている人はたくさんいます。つまり、余計なことをいわず、人の話題にいちいち反応しなければいいのです。愛想を悪くしろといっているのではありません。話を振られたら笑顔で応対しながらも、自分から口火を切らないことが大切なのです。

他人や周囲への意識を手放していくためには、やはり自らが意識して、それらをシャットアウトしていく必要があります。そこでわたしがおすすめしているのが、あの日光東照宮にある有名な彫刻『三猿』の「見ざる、聞かざる、いわざる」を人間関係などに取りいれる方法。

たとえば「見ざる」なら、スマホで不快なニュースを見たり、SNSで余計な情報を頭に入れたりしないことがそれにあたるでしょう。

「聞かざる」なら、とにかく他人の愚痴や悪口を聞かないこと。他人や周囲がそのような雰囲気になったら、わたしは誰になにを思われようと、すっと席を外します。ネガティブな言動は、聞いているだけで自律神経のバランスをみだしていくからです。

最後の「いわざる」なら、余計なことを口走ってわざわざストレスフルな環境をまねかないこと。たとえポジティブな意味あいでも、ちょっとしたほめ言葉やこびへつらいによって、面倒な人間関係が生まれてしまいます。

他人や周囲はコントロールできません。これからは余計なひと言をつつしんでいきましょう。自分から積極的に、他人や周囲からの悪影響をシャットアウトしていくのです。

59 他人からの評価は気にしない。

どんなときであっても自分に集中すること。これは突きつめると、まわりの空気は読まないということに行きつきます。実際にわたしが知る一流と呼ばれる人たちは、他人からの評価はもとより、たとえ面と向かって悪口をいわれたとしてもそんなことをいつまでも気に病むことはありません。彼らは他人からの評価に期待していないのです。

他人からの評価付けは、自分がかかげた高い目標に向かうためにはまったく役に立たず、それを気に病むことは時間の無駄でしかありません。他人の評価にそもそも期待していないからこそ、たとえ悪口をいわれても、そんな根拠のないことに左右されないのでしょう。他人から悪口をいわれると、まるでそれが事実であるかのようにとらえてしまいがちですが、冷静になると他人の憂さ晴らしにすぎなかったことに気づくことはよくあること。

他人からの勝手な評価など気にしないことです。そうしていると自律神経のバランスも整ってくるので、より大切なものやことに集中することができます。

60 愚痴やジェラシーは禁物。

愚痴をいうということは、言葉にすることで、モヤモヤとしたその不満を確定させてしまうということです。「俺は○○が不満なんだ」と口にした瞬間に、自分自身のなかで不満なことが明確になってしまいます。悩みを紙に書きだすことと同じで、不満が明確になれば、その瞬間だけスッキリしてストレスが解消されたと誤解することでしょう。ところが、自分のなかでハッキリと確定した不満というものは、知らず知らずのうちに自律神経のバランスをみだしてしまうのです。

仕事でうまくいかなかったり、結果が出なかったりすると、自律神経がみだれた状態が続きます。そうなると、人は「こんなことでいいのだろうか」「自分はまちがっているんじゃないだろうか」と不安を感じるようになる。そんな不安を抱えた者同士が集まって、愚痴をいいあうと、不安な者同士のなかで居心地がよくなり、妙な安定感が出てしまうこともあります。この状態を「自律神経の低位安定」というのです。

この低位安定は自律神経に一番よくない。モチベーションも上がらないし、回復力も弱まるので体調もすぐれなくなります。思いきり愚痴をいうのはストレス発散などと聞くことがありますが、それは、むしろストレスを高めています。これは本当に無駄な時間だと思うのです。ストレスというのは、体を動かしたり、仕事以外の趣味に没頭するなどして発散するものです。

愚痴をいいあう時間は睡眠にあてましょう。愚痴をいう集団は自律神経のバランスの悪い人の集まりだから、そこでいっしょになっていいあっていたら、相互作用で自律神経のバランスはもっと悪くなってしまいます。わたしはそういう不平不満の多い人とはいっしょに行動をとらないようにしています。そんなものにつきあって、みすみす自分の自律神経をみだしてしまう必要はないからです。

自律神経のバランスの悪さは伝播します。だから、自律神経のバランスがみだれている人とは、できるだけつきあわないように心がけましょう。

これからは、自分の体を大切にして自律神経の働きを整えていくのです。ひとつ忘れたくないことがあります。それは自分を愛すると同時に、他人も愛するという姿勢をもつことです。実際に一流の人は、自分に向ける愛情と同じくらい他人にも全力で愛情をかたむけます。苦しい時代に自分を支えてくれた人、ピンチに手を差し伸べてくれた人、そしてこの世に生を与えてくれた両親……。これまで自分を助けてくれた人たちに恩義を感じ、「いつかそのおかえしをしよう」と思って生きているのです。

それは、仲のよい友だちだけを大切にするような狭い考え方ではありません。そこで一度時間をつくって、あなたにとってのそんな人たちを書きだしてみるといいでしょう。実際に文字で書きだしてみると、ふだん大切にしている人たち以外にも、じつに多くの人が自分の人生を支えてくれていたことに気づいておどろくはずです。

そんな他人に愛情をかたむける人たちには、ますます愛情が集まってきます。自律神経もつねに整い、もっともっと健康になっていきます。ぜひ自分や親しい人だけでなく、広く他人を愛する姿勢を意識してみてください。あなたの人生に、これまでになく豊かな光が差しこんでくるでしょう。

6章　生活が整う

61　完全なオンとオフの切りかえ。

面白いデータがあります。2017年の「世界の労働時間の国別ランキング（OECD統計ベース）」で、働きすぎといわれる日本は年間1710時間で22位でしたが、いかにもあくせく働かないイメージがあるイタリアが、年間1723時間で20位という結果だったのです。

一般的に、あまり働かないイメージがあるイタリア人が、日本人よりも労働時間が長いのはちょっと意外な事実ではないでしょうか。

では、彼らはなぜ働いているのにのんびりしているように見えるのでしょう？これはわたしの仮説ですが、彼ら西欧人はオンとオフをくっきりわけているからではないでしょうか。

実際にわたしがアイルランドに留学したときも、どれだけ多忙な医師でもオフは完全に仕事から離れ、家族や友人たちとの時間を満喫していました。中途半端に仕事をもちこまないからこそオフが充実し、結果のんびり休んでいるイメージが生まれるのかもしれません。

実際に、オンとオフを切りかえることで生産性を上げている国もあります。わかりやすい例が、日本に次ぐGDP世界4位のドイツ。しかし、労働時間はなんと年間1356時間で38位でした。少し大きな話になりましたが、オンとオフを完全に切りかえることが、より充実した働きかたと心身の健康を手に入れるポイントといえるのでしょう。

どうしても家に仕事をもち帰らねばならない人は、オンとオフの切りかえを意識的にやることです。

たとえば、家に帰っても着がえずに、まず仕事を終わらせる。部屋着に着がえてしまうと気持ちがオフになり、副交感神経が上がってしまうからです。

スーツを着たまま、まず仕事。これがオンとオフを意識的に切りかえるうえで重要なこととなります。わたしも、どうしても家で仕事をしなければならないときは、仕事を終えるまで着がえません。

お風呂にも入りません。家に帰るという感覚ではなく、もうひとつの仕事場にもどるという気分を保つようにしているのです。

62　どうでもいいことをなくす。

わたしのまわりで、いわゆる一流と呼ばれている人たちに共通することがあります。それは、ふだんから「どうでもいいこと」をまったくしないこと。時間を無駄にしたり、無意味な争いをしなかったりするのはもちろんのことですが、ここで注目したいのは、彼らにはそもそも「どうでもいいこと」がないということです。

たとえば、彼らは絶対に約束の時間を守ります。ふつうなら5分くらい遅れても許容範囲と考えるところを、彼らは絶対に遅れないように前もって考えて行動します。もしトラブルが起きてどうしても遅れそうなときは、たとえ5分であっても少し前にかならず連絡を入れてくるのです。つまり、彼らはたった5分の遅れを「どうでもいい」とは考えない人たちということです。そして、このような行動を積み重ねることで、結果的に彼らの人生からは、遅刻してまわりに迷惑をかけるといった「本当にどうでもいいこと」がなくなっていきます。

このように、生活のなかから「どうでもいいこと」をなくすためには、そもそもどんな小さなことでも「どうでもいい」と思わない態度が大切だというわけです。

63 服装を決めてしまう。

わたしは、仕事用のスーツは黒でワイシャツは白と決めています。理由は単純で、朝から服に迷ってイライラしたくないからです。この組みあわせなら、ネクタイの色を変えるだけで簡単にその日の予定にあわせたコーディネートをつくることができます。

とくに天候や気温は日によって変動が激しいときもあるので、毎日朝からあれこれ迷っていては、せっかくの1日のスタートが台なし……。そこで前日に天気予報をかならずチェックし、予定を考えてネクタイまであわせて準備してから寝るようにしているわけです。

朝の服選びはわかりやすい例ですが、わたしは日常のさまざまな物ごとを「考える必要があること」と「考えなくてもできること」に明確にわけています。朝の服選びは当然、後者です。考えなくてもできることは前もって自分なりのルールを決めておき、極力考える必要があることに集中しようとしているのです。

生活のなかに、行動を自動化できる「マイルール」を取りいれてみてください。ぐんと過ごしやすくなります。

64 豊かな思い出はあなたのパワーになる。

あなたには、忘れられない思い出がありますか？　そして、そのときに見た景色や交わしあった言葉などを覚えていますか？　もしそんな記憶があるなら、ぜひ折に触れて思いだしてみてください。それだけで副交感神経の働きが上がって自律神経のバランスを整えることができます。

かくいうわたしも、留学時代に撮ったトリニティ大学前の芝生の写真をオフィスに飾ってときどき眺めているのですが、それだけであの若くてがんばっていた日々を思いだすことができ、自然と元気とやる気が出てきます。当時はとても大変な日々でしたが、いま思いかえすと「あれだけがんばれたのだからこれからも大丈夫だ」と思えるのです。

思い出は人それぞれですが、若いころに好きだった音楽を聴くのも効果的です。なぜなら聴くだけで、自律神経が整っていた若いころに一瞬のうちにもどることができるからです。思いだせるよい過去があるということは、年を重ねてきた者だけに与えられた特権なのだと思います。老いていく自分を嘆くのではなく「自分はどんどん豊かになっているのだ」と感じて生きていくことが、結果的に自律神経を整え、健康へとつながっていくのです。

65　ときには、なにも考えずにぼんやりと過ごす。

わたしは常々、なにも考えずにぼんやりする時間はとても大切な機会になると考えています。なぜなら、ぼんやりすることは脳の機能を健康に保つと同時に、無意識の世界へアプローチするきっかけにもなるからです。

ぼんやりしているとき、脳は「デフォルト・モード・ネットワーク（DMN）」という脳内システムに移行します。このシステムが活発になると、人間はさまざまな記憶やイメージや思考をもとに次の行動に備えはじめます。要は、ぼんやり自分を見つめながら、次の意識的な行動の準備をするわけです。これから自分に起こることの道筋をぼんやりと描いたり、記憶を整理してアイデアや気づきを生みだしたり……。みなさんのなかにも、ぼんやりしているときほどいいアイデアを思いついた経験がある人は多いと思います。

２０１０年のワシントン大学の研究結果では、ＤＭＮを働かせるには、通常の意識的な作業よりも、なんと約15倍のエネルギーを消費することがわかりました。ＤＭＮの働きが低下すると、うつになりやすくなり、認知症などのリスクが高まることも指摘されています。ぼんやりすることは、わたしたちが想像する以上に健康にとって大切なことなのです。

66 自然の声に耳をかたむけよう。

自律神経の働きをもっとよくするきっかけは、わたしたちのすぐそばにあります。それが「自然」です。

一度本書を置いて、あなたのまわりの自然の声に耳を澄ませてみてください。風のそよぎや木々のざわめき、鳥や虫が鳴く声や雨が滴りおちる音など、さまざまな音に満ちあふれていることでしょう。目でも楽しんで、匂いもかいで感じてみてください。たったそれだけのことが、あなたの副交感神経を活性化し、静かに調子が整っていくことがわかると思います。人間は、自然の一部なのです。

わたしたちは、疲れやストレスでどうしようもなくなったとき、それを癒す方法をあくせくと探しはじめるものです。でも、それはあなたのまわりに、いつもあな

たのそばにあるのです。今日からぜひ、自然の声に耳を澄まし過ごしてみてくださ
い。疲れたときは、いつでも空を見上げましょう。イライラしたときはすぐにその
場を離れて、全身で風のそよぎを感じてみてください。豊かで大いなる自然の力
が、あなたの人生をきっとよい方向へと導いてくれるはずです。

67　着心地のいい服、履き心地のいい靴にこだわろう。

みなさんは、カバンのなかに入れたはずのものが見つからず焦ってしまったことがありませんか？　たとえば新幹線の乗車前にチケットが見あたらなかったり、得意先に着いて部屋に入る直前、名刺や重要な資料がないことに気づいたり……。たいていはカバンの底や脇ポケットなどに見つかるものですが、もうそれだけで動悸が激しくなって、急激に高まった交感神経はしばらくもとにもどりません。結果、生産的な時間を無駄にしたり、会話に集中できなかったり散々なことになってしまいかねません。

カバンは自分にとって大切な道具を持ちはこぶものだからこそ、入れるものを厳選し、かつどこになにがあるのかをしっかり把握しておくことが大切なのです。

もちろん使い勝手は人それぞれですが、細かいものは小物入れにまとめるなど、取りだすときになるべく迷わないようにしておくのがポイント。たくさんのポケットを利用していると、かえって整理にエネルギーをとられて逆効果になりかねません。

また、いくら中身を整理していても、カバンをパンパンにしているのは考えもの。一度すべてを取りだして、本当に必要なものだけを持ちはこぶようにしましょう。行動に無駄がなくなると、どこでも快適な気持ちで物ごとに取りくむことができるはずです。

カバンと同様にこだわってほしいのが靴です。履き心地の悪い靴は、違和感を覚えたり、痛みが出たりします。そうすると、自律神経が本当にみだれるのです。よくありません。

一流ホテルや高級料亭で働く人たちは、客の人となりを足もと（＝靴）で判断しているといいます。靴を見れば、その人がどんな人物なのか、たちどころにわかるそうです。どんなに格好いいスーツを着ても、高級時計を身につけても、接客のプロは靴でその人物を見ぬいてしまうといいます。

わたしはこれを聞いて非常におもしろいと思ったし「なるほど」と納得しました。靴は洋服や装飾品とはちがい、いわば一番目立たないところです。そこがきれいに手入れされているということは、その人物が見えないところまできちんとしているということにつながります。つまり、すみずみまで意識が行きとどいていて、自律神経のバランスが安定しているという証になるのです。

靴は、自律神経を整えるファッションの大きなポイント。心を引きしめてリフレッシュしたければ、まずは靴を丁寧にみがくことも大切です。

68 恋愛は自律神経を整える最良のファクター。

ときどき「あいつ、変わったよな」とか「あの子、きれいになったよね」といった話題が出ることがありませんか？

急に人がいきいきと変わるとき、それは「よい恋愛」をしているときです。じつは、「恋愛」は、自律神経を整えてくれる最良のファクターのひとつなのです。

よい恋愛をしているとき、女性は見ちがえるほどきれいになり、男性は自信に満ちあふれるようになります。どんなに疲れていても好きな人に会いに飛んでいく。あるいはデートのために自分でもおどろくような速さで仕事を終わらせる。そんな経験は誰にでもあるのではないでしょうか。そこには「疲れる」という感覚はありません。それこそが、恋愛のもつすばらしい効果なのです。「よい恋愛」が自律神経のバランスを整えているのです。

よい恋愛というのは片思いでもかまいません。心がトキメク人がいるというだけで、わたしたちの自律神経は整い、血流はますますよくなります。よい恋愛をするたびに、自律神経のバランスはますます整い、仕事でも高いパフォーマンスを発揮できるようになるものです。

好きな人ができて、たとえば食事に誘うときは、よく行くなじみの店に連れていくことをおすすめします。初めてのデートは緊張するものです。それだけで自律神経のバランスがみだれがちになります。それにくわえ、初めての店では余計に緊張して、さらに自律神経をみだしかねない。そうなると、会話も弾まず、楽しいデートにならないのです。

慣れた雰囲気なら緊張することもないし、自律神経のみだれも抑えられます。すると、女性との会話に集中できるので、会話も弾むのです。恋愛をはじめるときは、まずはホームに誘う。これが鉄則です。

69 声を聞くだけで安心できる人。

誰でも「会うと心が落ちつく」と思う人がいるでしょう。

悩んでいたり、イライラしていたり、落ちこんでいたりしたときに、話をするだけで気分が変わる。

そんな人です。そういう人は、その本人の自律神経のバランスが安定しているのです。自律神経の安定は人に伝播していくものなのです。

わたしには、落ちこんだり悩んだりしたときに、声を聞く人がいます。

大学の後輩にあたる、医師の雪下岳彦先生です。雪下先生は、医師であると同時に、首から下がまったく動かない脊髄損傷の障がい者でもあります。

ずっと車椅子で生活をしていて、自分の意思では起きあがることも、歩くことも、食事をとることもできません。それなのに、気負ったところが一切ない。いつも淡々と「自分のすべきこと」をしています。

わたしは疲れたり行き詰まったりしたときは、雪下先生に電話をかけます。雪下先生と話をすると、心が落ちつき、自分を取りもどせる気がするのです。雪下先生の、逆境を乗りこえてきた強さにすがりたいのではありません。雪下先生と話すと、なにかに包まれるような温かい感じがするのです。

雪下先生は、けっして愚痴や悪口をいいません。自分から負になるようなことはいわないのです。「これだけがんばったのになんで結果が出ないんだ」とか「これだけ我慢したのに、どうしてうまくいかないんだ」などと、愚痴やジェラシーというものが出てしまうと、人は自律神経をみだしてしまう。雪下先生には、そういう自律神経のみだれをいっさい感じないのです。わたしは彼と話すと、自分の自律神経が安定していくのを感じます。

自律神経の安定している人と話すだけでも、自身の自律神経のバランスを整えることができます。

愚痴や不平不満が出そうになったら、自律神経の安定している人に会うべきです。会わずに声を聞くだけでもいいのです。

それだけであなたの自律神経は安定を取りもどせるのです。

7章 食事で整う

70　朝食には1杯の水とヨーグルト。

起きたらまずコップ1杯の水を飲みましょう。

コツは、少し勢いをつけて飲むこと。自律神経と胃腸が目覚めて、朝食のための準備を整えてくれます。

1日3食のなかでも、欠かさず食べてほしいのが朝食です。

「朝食は金」というヨーロッパの言葉があるように、自律神経を整えるためにももっとも重要な食事ですし、1日のパワーの源になります。

おすすめはヨーグルトです。調理の必要がなく手軽ですし、朝から食欲がわかないというときに食べやすいのも利点。ヨーグルトに含まれる菌が、おなかの状態をよくするのです。ヨーグルトの乳酸菌やビフィズス菌などは、比較的早く排出されてしまうので、1日1回はとるようにしましょう。

市販のヨーグルトにはさまざまな種類があります。LG21、ラブレ菌、PA3、KW乳酸菌、ガセリ菌、ビフィズス菌など、それぞれ独自の善玉菌を打ちだしています。それぞれ腸内環境を整えるだけでなく、O157やピロリ菌の働きを抑えたり、アレルギー症状を緩和したりするなど、強みをもっています。

まずは、ひとつのヨーグルトを1～2週間、毎日食べてみてください。便通がよくなったり、便の形状や色が改善したり、肌荒れや睡眠の改善などの効果を実感できたなら、自分にあったヨーグルトといえます。

ヨーグルトの効果的な摂取量は、毎日200グラム。大きいパックのプレーンヨーグルト半分の量です。食後を基本とし、1日で数回にわけて食べてもかまいません。

ヨーグルトの善玉菌は時間がたつほど減少してしまうため、購入後はなるべく新鮮なうちに食べてください。ヨーグルトだけで食べるより、フルーツや野菜などの食物繊維が豊富な食材と組みあわせて食べると、より効果がアップします。

はちみつと大根おろしをかけるのもおすすめです。野菜もとれて一石二鳥。すりおろしリンゴのような味わいですよ。

最近はコンビニでもチューブ状やパウチ状の大根おろしが買えるので、手軽にちょい足ししてみましょう。

71　心がけたい基本の食べ順。

自律神経のリズムやバランスを整えるためには、食べる順番も重要です。

まず、食前に水をコップ1杯飲みます。

最初にサラダなど（できれば生の）野菜を食べましょう。次にメインの肉や魚を食べ、主食を最後にします。この「基本の食べ順」なら、自然とゆっくり食べることができ、自律神経が整うのです。

また、早食いや過食を防いで太りにくくなり、水を飲むことで胃腸の消化・吸収もよくなります。

わたしたちには、1日3食全部を満腹まで食べるのは多すぎです。

満腹だと食事を消化する胃腸に負担がかかりすぎて、年を重ねるごとに十分に消化しきれなくなり、体調や体重に影響が出ます。
腹六分目が、胃腸に負担をかけない「適量」です。
適量は個人差がありますので、基本の食べ順とあわせて調節してみてください。

72　寝る前の空腹対策。

寝る前の空腹は、体が完全に休息モードになったサイン。そのまま眠れるとよいのですが、おなかが減って眠れない場合もあるでしょう。少しおなかに入れると寝つきがよくなります。

かといって、お菓子をつまむのはＮＧです。まず水をコップ1杯飲みましょう。体がふたたび活動モードにならないよう、食べるものはひと口程度にしてください。おすすめはナッツです。脂質と食物繊維が豊富ですし、ひと口で食べられます。チーズなど消化しやすいものもよいでしょう。オリーブオイルやアマニ油といった上質の油もおすすめです。寝る前に大さじ1杯飲むことで、便通がよくなります。

夕食は寝る3時間前まで、21時を目安に終えたいですね。5〜6時間ごとに食事をとり寝る前は3時間空けることが重要です。どうしても21時以降に夕食をとらなくてはならないときは、腹五分目を心がけてください。

そして、できれば午前0時には寝床へ。副交感神経は0時にピークになり、全身の新陳代謝をうながす「成長ホルモン」が0時から2時にたくさん分泌されます。この時間帯に眠っていることが重要なのです。

73　積極的にとりたい栄養素。

意識してとりたいのは、野菜や海藻、きのこなどに多く含まれる食物繊維と、ヨーグルトなどの発酵食品です。腸内環境が整い、副交感神経の働きが高まります。

自律神経全体の働きを高めるのは、たんぱく質。肉や魚など動物性の食品には、良質なたんぱく質が豊富です。豆腐などの大豆製品もたんぱく質が多く、過剰な交感神経をしずめるマグネシウムも豊富なので、いいですね。

しらすなどの小魚や乳製品に多いカルシウム、豚肉や青背魚に多いビタミンB群も、自律神経の働きを安定させます。肉と魚に多いたんぱく質は自律神経のもとになる栄養素といえます。積極的にとりいれていきましょう。

油は、オレイン酸の豊富なアマニ油、オリーブオイルがおすすめ。油は加熱すると酸化しやすく、体内で悪玉コレステロールを増やし、腸内環境と自律神経をみだす原因となります。そのまま飲むか、ドレッシングとしてサラダにかけたり、パンやヨーグルトにかけたりして、生のまま摂取しましょう。

マーガリンやショートニングなどに含まれる「トランス脂肪酸」も同様の作用をするため工夫してください。

74　発酵食品＋野菜は万能薬。

自律神経と直結している腸を整えることは、自律神経を整えることに即効性があります。なかでも効果的なのが、発酵食品です。

まず、腸内環境を整えるためには、善玉菌・悪玉菌・日和見菌の腸内細菌たちのバランスを整えることが大切です。そして、その勢力争いの中心は、子どものころに抱えこんだ腸内細菌たちです。むかしからずっと腸に住んでいる善玉菌たちをサポートし、繁殖を助けてあげることが腸内環境の改善につながるのです。そのためには、いわば「助っ人」として食事で善玉菌を送りこみ、腸に定住している善玉菌たちをサポートしてあげることが大切になってきます。その、食事でとれる助っ人の善玉菌として活躍してくれるのが発酵食品なのです。

ヨーグルト、味噌、納豆、醤油、チーズにぬか漬け、キムチなど、さまざまな発酵食品があります。これらの発酵食品には、乳酸菌や麹菌、納豆菌、そのほかさまざまな酵母などの善玉菌がいます。それらの菌が腸のなかで「短鎖脂肪酸」を産生し、腸内を弱酸性に保ってくれることで悪玉菌を減少・抑制し、もともといる善玉菌を活性化させるのです。

善玉菌は排泄されてしまうので、毎日摂取することが肝心。毎日食べる定番の「マイ発酵食」を決めたうえで、「プラス2〜3種類の発酵食品を意識的にいろいろ変えて食べるのがおすすめです。というのも、納豆には納豆菌がいるように、発酵食品はそれぞれ生息する菌が異なります。また、同じ納豆でも、メーカーや産地がちがえば納豆菌の種類が細かく異なるのです。腸内細菌の多様性や性質はまだまだ解明しきれておらず、人によって定着している腸内細菌との相性の良し悪しや、発揮する効果の具合は異なるようなのです。いろいろな発酵食品を食べましょう。ワインのおつまみひとつとっても、サラミ、アンチョビ、塩辛、かつお節、ピクルスなど、発酵食品のバリエーションをもたせるといいですね。

ここで、忘れてはいけないのは、発酵食品の力は、食物繊維といっしょにとることで最大限に発揮されるということです。なぜなら、善玉菌が産生し、腸内環境を改善する短鎖脂肪酸は、食物繊維をエサとしてつくられるからです。

食物繊維ならなんでもいいわけではありません。食物繊維には大きくわけて2種類あります。水に溶けない「不溶性食物繊維」と、水に溶けてゲル状になる「水溶性食物繊維」です。善玉菌のエサとなるのは水溶性食物繊維のほうになります。

水溶性食物繊維は、海藻やらっきょう、ゴボウのほか、オクラや納豆、モロヘイヤ、めかぶ、山芋などの「ネバネバ食材」に多く含まれます。また、フルーツには不溶性・水溶性のどちらの食物繊維も豊富に含まれ、さらにビフィズス菌のエサとなって活性を高めるオリゴ糖も多く含まれています。切るだけで手軽に食べられるので、継続的に摂取するには最適な食材といえるでしょう。

75 温かい食事は心の回復に効く。

夏でも冷たい食事は、サラダと水だけにしましょう。胃腸が冷えると、血流が悪くなり働きが低下し、腸から分泌される「セロトニン」も分泌されなくなります。セロトニンは精神の安定と幸福感をもたらす物質で、幸せホルモンともいい、不足するとやる気の低下やイライラを起こします。温かい食べものをとると胃腸が温まり、副交感神経が高まるとともにセロトニンの分泌がよくなるため、心身ともにリラックスできるのです。

冷たいものを食べるときは、いっしょに温かい飲みものをとるのがコツです。ティータイムには温かいコーヒーやお茶を選びましょう。

76　どうしても間食したいときは。

食べすぎは自分をいましめて我慢するしかありませんが、間食自体はエネルギーや栄養補給、ストレス発散のうえでもけっして悪いことではありません。適度な間食まで我慢してストレスを溜めるようでは、体調にも免疫力にもよくありませんよね。

ただし、ケーキなどの洋菓子は砂糖が多く、体によくない油脂が使われているものも多くあります。悪玉菌を増やし、腸内環境を悪化させる原因になりかねません。

もし間食をするならドライフルーツを食べましょう。ドライフルーツは甘味が凝縮され、甘党の人にも満足感が得られます。また、不溶性・水溶性の両方の食物繊維を多く含み、ビフィズス菌のエサとなるオリゴ糖も豊富。さらに、ビタミンやミネラルなど、免疫力に欠かせない栄養素も補給できます。ただし、甘味が凝縮されているからこそ、食べすぎには注意しましょう。

77　お酒との上手なつきあいかた。

適量であれば血行をよくし、心をリラックスさせてくれるお酒ですが、飲みすぎてしまうと交感神経を極度に刺激し、腸内環境を悪化させ、免疫力を低下させる毒となります。上手なつきあいかたを心得ましょう。

過度のアルコール摂取は腸に炎症を起こし、腸の消化・吸収の働きを悪くします。その結果悪玉菌が増えて、悪玉菌の出す毒素で血液が汚れ、一晩中、汚れた血液が全身をめぐることになってしまうのです。深酒の翌日に下痢を起こすのは、このためです。アルコールによるダメージは、脳や血管、全身にもおよびます。深酒は交感神経を刺激するので、血管が縮んで血流が悪くなります。翌日、頭痛やだるさなどの二日酔いを起こすのは、脳や手足の神経への血流不足が原因。お酒を飲みすぎて吐くのも、交感神経の興奮しすぎによるものです。反動で副交感神経の働きが極端に低下し、胃腸がマヒして食べたものが逆流するのです。

アルコールのダメージを防ぐ方法が「お酒1杯と水1杯」という飲みかたです。水を飲むことで副交感神経が活性化し、交感神経が過剰になるのを抑え、胃腸のマヒを防ぐことができます。少しでも胃腸が動いていれば、副交感神経も極端に低下することがなくなり、吐き気は起きなくなるのです。アルコールは肝臓で分解されますが、その分解のプロセスで水分を多く消費するため、お酒の飲みすぎは脱水症状に直結します。大量の飲酒によって体内の水分が不足すると血管が収縮し、血流が悪化することで末梢まで血液が行きわたらず、倦怠感や疲労感を引きおこします。これが、いわゆる二日酔いの症状です。アルコールのダメージを最小限にとどめるには、「お酒と同じ量の水を飲む」ことが重要。1杯目のお酒を飲んだら、2杯目の前に水を1杯飲む。それだけで、脱水症状を予防することができます。おつまみをいっしょにとれば、飲みすぎを防ぎ、胃腸も守れます。水とおつまみを挟むことでお酒を飲むペースも遅くなり、深酒や食べすぎを防いでくれます。

78　交感神経をしずめる栄養素。

忙しい現代人は、交感神経がたかぶっていることが多いものです。過剰な交感神経をしずめる栄養素や、血流をよくする食べものを、積極的にとりましょう。

カルシウム、マグネシウムといったミネラルは、交感神経をしずめて筋肉の緊張をゆるめる働きがあります。カルシウムの吸収をよくするために、ビタミンDもいっしょにとっておきたい栄養素です。血流をよくするビタミンA・C・Eもおすすめです。

カルシウムは、乳製品（牛乳、チーズなど）、小魚（ちりめんじゃこ、しらすなど）に多く含まれています。マグネシウムは、大豆製品（納豆、豆乳など）、海藻（わかめ、ひじきなど）に豊富です。

ビタミンDは、魚（サケ、サンマなど）の青魚からとれます。日光浴をすると体内で合成されるのでおすすめです。

ビタミンA・C・Eは抗酸化物質です。Aはレバーやうなぎ、緑黄色野菜に、Cは果物と野菜に、Eはナッツ類に多いことを覚えておいてください。

参考文献

・『専門医が教える　人生をコントロールする27のヒント』（ＰＨＰ文庫）小林弘幸
・『うまくいく人は、なぜ「自律神経」を意識しているのか？
体幹を鍛え、「軸」をつくりだす　1日30秒セル・エクササイズ』（イースト・プレス）小林弘幸
・『自律神経を整える　名医の習慣』（プレジデント社）小林弘幸
・『「ゆっくり動く」と人生が変わる　副交感神経アップで、心と体の「不調」が消える！』（ＰＨＰ文庫）小林弘幸
・『マンガでわかる　自律神経を整える食事術』（ナツメ社）小林弘幸（監修）
・『腸内環境と自律神経を整えれば病気知らず　免疫力が10割』（プレジデント社）小林弘幸

整《ととの》う力《ちから》
ちょっとしたことだけど効果的《こうかてき》な78の習慣《しゅうかん》

2023年5月15日　初版第1刷発行

著者　小林弘幸《こばやしひろゆき》
発行者　笹田大治
発行所　株式会社興陽館
〒113-0024 東京都文京区西片1-17-8 KSビル
TEL 03-5840-7820／FAX 03-5840-7954
URL https://www.koyokan.co.jp
ブックデザイン　鈴木成一デザイン室
構成　安齋裕子
校正　新名哲明
編集補助　伊藤桂　飯島和歌子
編集人　本田道生
印刷　恵友印刷株式会社
DTP　有限会社天龍社
製本　ナショナル製本協同組合

ISBN978-4-87723-309-9 C0077